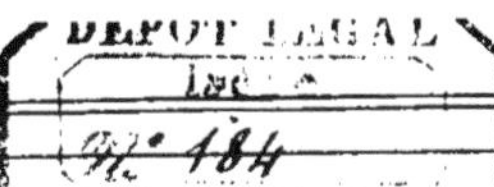

ESSAI

SUR LE LAIT

CONSIDÉRÉ

AU POINT DE VUE DE SA PUISSANCE NUTRITIVE

ET DE SA VALEUR RÉELLE;

PAR

M. C. BERTRAND,

MEMBRE DE L'ASSOCIATION POLYTECHNIQUE.

> Les gros livres me font peur.
> (LAFONTAINE.)

PRIX : 1 Fr. 25,

Rendu franco à domicile.— Joindre des timbres-poste.— Affranchir.—On peut déduire les frais de poste.

GRENOBLE,

PRUDHOMME, IMPRIMEUR-ÉDITEUR, RUE LAFAYETTE, 14.

1860.

LIVRES DE PROPRIÉTÉ ET DE FONDS

PUBLIÉS

Par PRUDHOMME, imprimeur-éditeur, à Grenoble.

Tous les ouvrages sont rendus à domicile franco par la poste au prix indiqué. — Joindre à la demande des timbres-poste ou un bon de poste pour le montant de la commande.

DROIT ADMINISTRATIF.

Ouvrages généraux.

BULLETIN COMPLET DES LOIS, sénatus-consultes, décrets et rapports, et avis du Conseil d'Etat, ANNOTÉ de l'exposé des motifs, du rapport de la Commission et de la discussion au Corps législatif; publié mensuellement et formant chaque année un volume in-8°, terminé par une table chronologique et une table analytique. Prix (rendu franco à domicile), 3 f.

COLLECTION des lois de 1788 à 1859.. 100 fr.

FORMULAIRE DE DIX ANS, ou Supplément au *Formulaire municipal*, 1re édit., par E. Miroir et Ch. Jourdan, et à tous les manuels municipaux, et TABLE DECENNALE alphabétique et analytique de toutes les matières administratives survenues depuis le 1er janvier 1834, contenues dans les dix années, première série, du *Répertoire administratif*, journal complémentaire du *Formulaire municipal*; renfermant, en outre, les formules des actes qui se rapportent à ces matières, par F. Crozet, avocat; précédé d'un CALENDRIER MUNICIPAL PERPÉTUEL, indiquant, pour chaque jour, les travaux que les maires ont à accomplir à des époques déterminées. — In-8°. .... 8 fr.

FORMULAIRE MUNICIPAL, par E. Miroir et Ch. Jourdan, 2e édit., revue et mise en harmonie avec la législation et la jurisprudence actuelles. Six forts vol. in-8°, prix. . 48 fr.

Cet ouvrage contient, dans 1233 articles ou traités différents, classés par ordre alphabétique, — *tout le droit ancien encore en vigueur*, — *tout le droit nouveau*: lois, décrets, ordonnances, instructions ministérielles, et jurisprudence du conseil d'Etat, de la cour de cassation, etc., depuis 1789 jusque fin 1843, en ce qui concerne la partie administrative; et un RECUEIL complet de FORMULES des actes qu'on peut rédiger dans une mairie.

RÉPERTOIRE ADMINISTRATIF, journal complémentaire et continuation du *Formulaire municipal*, contenant, depuis 1834, par ordre chronologique, tous les actes officiels administratifs qui font suite à la législation recueillie dans le *Formulaire*; des développements, instructions, commentaires et formules sur tout ce qui ressort de l'administration municipale, et le DICTIONNAIRE DE JURISPRUDENCE ADMINISTRATIVE du conseil d'Etat, de la Cour de cassation, des cours d'appel, etc., etc., par plusieurs jurisconsultes et fonctionnaires; 1 vol. in-8° par an, paraissant par livraisons mensuelles de 32 ou 64 pages; prix, franc de port par la poste, 8 fr. pour les souscripteurs à partir d'octobre 1854, et 6 fr. pour les abonnés antérieurs et pour les acquéreurs de la *Collection toujours complète*.

Cette publication se divise en trois séries: la première comprend dix ans, de 1834 à 1843, et forme onze volumes, en y comprenant la *Table décennale*; prix, rendue franco par le roulage, 48 fr. Elle fait suite à la 1re édition du *Formulaire*.

La deuxième série comprend dix ans, de 1844 à 1853, et forme dix volumes; prix, franco, 60 fr. La TABLE des deux premières séries ou de VINGT ANS est sous presse. La deuxième série fait suite au *Formulaire municipal*, 2e édition.

La troisième série est en cours de publication; elle commence en 1854; prix de l'année, 8 fr. pour les nouveaux souscripteurs, et 6 fr. pour les fondateurs. La troisième série fait suite à la deuxième édition du *Formulaire municipal*, au *Nouveau Formulaire de dix ans*, et à la *Procédure administrative*.

TABLE VICENNALE des dix premières séries du *Répertoire administratif*, de 1834 à 1853; in-8°, 8 fr. (Sous presse.)

PROCÉDURE ADMINISTRATIVE. Recueil contenant par ordre alphabétique de matières, et d'après le texte des lois, ordonnances, décrets, arrêtés et instructions ministérielles actuellement en vigueur, l'indication des attributions des divers fonctionnaires administratifs, des règles à suivre, des formalités à remplir et des pièces à produire pour l'instruction des affaires soumises à l'examen et à la décision des Ministres, Préfets, Sous-Préfets, Conseils de préfecture, Conseils municipaux, Maires, Adjoints, et autres Fonctionnaires; extrait du *Formulaire municipal*, 2e édition, et du *Supplément du Formulaire* qui est sous presse; terminé par une **Table chronologique** et une **Table analytique**, par F. Crozet, avocat, avec le concours de la **Rédaction du Répertoire administratif**; in-8°, prix......................... 8 fr.

NOUVEAU FORMULAIRE DE 10 ANS ou Supplément à la 2e édition du *Formulaire municipal*. — 2 vol. in-8°. (Sous presse.)

NOTA. — *Ces six ouvrages, par leur combinaison, forment les* Collections toujours complètes de la législation municipale.

JOURNAL de la Cour impériale de Grenoble, des tribunaux et conseils de préfecture du ressort, paraissant le 20 de chaque mois; 1 vol. in-8° par an, rendu franco, prix. 10 fr.

Collection de Codes.

CODE-FORMULAIRE DE LA CHASSE, contenant: la loi du 3 mai 1855; — les Instructions des ministres de l'intérieur du 9 mai 1844, de la justice, du 20 mai 1844; — les Formules: d'avis du maire pour la délivrance d'un permis de chasse, du registre des avis pour permis de chasse, — de six sortes de procès-verbaux de délits de chasse, d'ordonnance pour la remise du gibier saisi, — de procès-verbal pour emploi de drogues ou appâts nuisibles au gibier. — 1 vol. in-18. prix..................... 50 cent.

CODE DES ÉLECTIONS des Députés au corps législatif, et des Membres des conseils généraux de département et des conseils d'arrondissement, contenant les lois, décrets et instructions qui régissent ces opérations.—In-8° prix.......................... 1 fr.

(V. la suite après la page 24.)

ESSAI
SUR LE LAIT

CONSIDÉRÉ

AU POINT DE VUE DE SA PUISSANCE NUTRITIVE

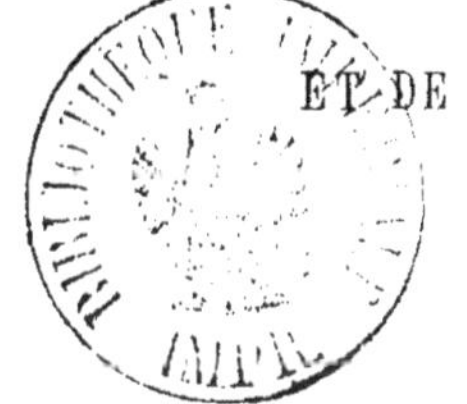

ET DE SA VALEUR RÉELLE;

PAR

M. C. BERTRAND,

MEMBRE DE L'ASSOCIATION POLYTECHNIQUE.

Les gros livres me font peur.
(LAFONTAINE.)

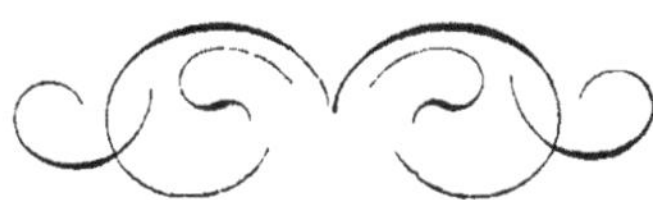

GRENOBLE,
PRUDHOMME, IMPRIMEUR-ÉDITEUR, RUE LAFAYETTE, 14.

1860.

AVIS.

—

.... Rerum cognoscere causas.

Cet Essai, dont le journal d'agriculture le *Sud-Est* a déjà publié les deux premiers articles, peut être considéré comme une première leçon de lactométrie ou, si l'on veut, comme une page détachée d'un cours d'enseignement professionnel que nous exposons depuis plusieurs années et que nous avons l'intention de publier sous la forme d'un ouvrage didactique.

L'enseignement professionnel, dont il est si facile d'usurper le titre sans en remplir les obligations laborieuses, n'a pas seulement pour mission la propagation des vérités *usuelles* déjà acquises dans le domaine sans bornes des arts et de l'industrie, mais encore et surtout l'examen des questions à étudier relativement à l'application rationnelle des sciences aux besoins et aux perfectionnements des diverses branches de l'industrie, du commerce et des arts.

Le véritable enseignement professionnel, si rare encore dans la majorité des départements de la France, a pour but essentiel d'initier les jeunes élèves de 15 à 20 ans aux études relatives à l'agriculture et à l'exercice des principaux corps d'état et des divers métiers.

Selon nous, on doit partager les leçons de l'enseignement technologique en deux corps de doctrine : le premier comprenant les leçons théoriques, et le second les travaux pratiques et manuels.

Les leçons théoriques, qui font suite aux connaissances déjà données aux élèves dans toutes les bonnes écoles primaires supérieures [écoles qui sont simplement *préparatoires* aux cours des vraies écoles professionnelles que l'on doit se hâter de fonder], peuvent être exposées dans les principaux ouvrages suivants :

1° Applications industrielles, économiques et rurales du système métrique, avec l'Etude des substances alimentaires, de la puissance calorifique des divers combustibles, et de l'énergie éclairante des différents luminaires ;

2° Levé géométrique des instruments, machines et travaux d'art par plan, élevation et coupes, avec les quadratures et les cubatures des œuvres ;

3° Physique industrielle et chimie agricole ;

4° Botanique alimentaire, médicinale et industrielle, etc. ;

5° Charpente et coupe des pierres, architecture des fabriques et des exploitations agricoles ;

6° Mécanique industrielle et agricole ; — Génie rural;

7° Géologie et minéralogie agricoles; — Observations de météorologie et des phénomènes de la vie végétale ;

8° Technologie ou étude des matériaux mis en œuvre dans les arts et dans l'industrie ;

9° Hygiène humaine et Education des animaux domestiques ;

10° Tableaux synoptiques des vérités usuelles et des connaissances utiles dans la vie pratique, etc.

Le second corps de doctrine comprend les travaux d'atelier, les expériences de laboratoire, les manipulations d'instruments et d'outils, c'est-à-dire la transformation de la matière pour l'appliquer aux divers besoins de la société, et pour la façonner d'une manière conforme à l'agrément, aux goûts et même aux fantaisies de l'homme.

Le bras de l'ouvrier ne crée pas un seul atome de substance; il ne fait qu'en changer la forme pour approprier à nos usages la matière créée par l'éternel Ouvrier : sublime métamorphose qui transforme la pierre obscure en diamant radieux, et le fil inaperçu de l'insecte endormi en étoffe somptueuse et étincelante !

Ces deux corps de doctrine, aussi nécessaires l'un que l'autre pour former des ouvriers instruits, capables de perfectionner leur art et de s'y attacher avec le goût que l'homme apporte dans le travail quand il y trouve de ce bien-être qui dérive d'un devoir convenablement rempli , ne doivent jamais être séparés dans l'instruction des jeunes gens qui ont besoin de se faire une position par leur activité industrielle et artistique.

Les familles de notre pays se tromperaient d'une manière bien funeste pour l'avenir des jeunes gens sans fortune, si elles croyaient que notre siècle, qui remue tant d'idées, ne marche pas à grande vitesse, à toute vapeur, vers une époque où beaucoup de citoyens laborieux auront besoin de connaître le dernier mot [le dernier, pour le moment] des sciences et des arts où s'exerceront leurs efforts respectifs et leurs préoccupations intéressées.

Il est hautement probable que les dernières années du XIXᵉ siècle feront surnommer ce siècle laborieux , dans les annales de l'humanité, le siècle de l'industrie, cette reine populaire des temps modernes qui seule désormais devra donner aux créateurs des grandes œuvres un brevet d'immortalité écrit sur les pages de l'histoire.

Il n'y a rien de petit et de négligeable en fait d'économie domestique et industrielle dans les œuvres quotidiennes d'un grand peuple. Une fraction minime au début, imperceptible quand elle est à l'état de fait isolé, finit par prendre des proportions colossales en vertu de sa répétition incessante dans les relations de la vie sociale. Pour en citer ici un exemple, nous dirons qu'une expérience que chacun peut refaire facilement apprend qu'un homme attentif, en faisant deux repas par jour et en émiettant le pain de ses repas *le moins possible*, perd de 3 à 4 grammes de miettes de pain par jour, c'est-à-dire environ 1,200 grammes de pain chaque année.

Il en résulte que la population de la France, qui dépasse aujourd'hui le chiffre de 37 millions d'habitants et que nous réduisons à 30 millions pour nous tenir ici dans les chiffres les plus inférieurs pour le nombre des consommateurs et par suite les moins contestables pour les conclusions à tirer, perd en miettes au moins 36 millions de kilogrammes de pain chaque année.

Cette masse énorme demande pour sa fabrication 500 mille hectolitres de blé ainsi employés en pure perte, et elle représente une valeur de plus de dix millions de francs ainsi gaspillés.

Ajoutons, pour fixer les idées de nos lecteurs, qu'à raison de 800 grammes de pain consommé chaque jour par chacun des 30 mille habitants de Grenoble, par exemple, on pourrait nourrir, avec ce pain ainsi perdu, cette ville de 30,000 âmes pendant plus de 3 ans et demi, ou, si l'on veut, pendant plus de 1,200 jours.

Si nous avions à citer encore un exemple du prodigieux accroissement que peuvent prendre les valeurs tant industrielles qu'économiques sous l'influence du *principe de la répétition*, nous dirions que la main de l'ouvrier peut porter quelquefois à un taux très-considérable une valeur d'abord insignifiante. Pour en administrer la preuve, nous remarquerons qu'un kilogramme d'acier sorti du sol à l'état de minerai, représente, dans cet état, une valeur qui atteint à peine 5 centimes, et que le travail de l'industriel peut en élever la valeur commerciale à plus de 500 mille francs. En effet, l'industrie peut tirer, de ce kilogramme d'acier brut, environ 50 mille ressorts en spirales, pour balanciers et barillets de montres, et comme chaque ressort se vend en moyenne dix francs, il en résulte que la totalité de ces ressorts représente une valeur commerciale d'un demi-million de francs.

Conclusion : En fait d'économie domestique ou industrielle, il n'y a rien de petit et de négligeable, dans les œuvres quotidiennes d'un grand peuple, et à plus forte raison dans l'enseignement professionnel destiné à instruire et à former les générations de ses ouvriers, de ses artistes et de ses ingénieurs.

B. C.

Grenoble, le 1ᵉʳ octobre 1860.

TABLE DES MATIÈRES.

ENSEIGNEMENT PROFESSIONNEL.

PREMIÈRE LEÇON

DE

LACTOMÉTRIE USUELLE.

I.

Numero, pondere, mensurâ.

1. En dehors du système métrique rationnel et appliqué que nous avons exposé dans notre cours, se trouvent des mesures qui ne sont pas appelées *usuelles*, et qui cependant méritent ce titre, par l'emploi fréquent qu'une administration intelligente doit en faire. Pour citer ici un exemple, nous parlerons d'un petit instrument commode et peu dispendieux que toute famille bien administrée doit posséder, pour se rendre compte de certain produit qu'elle achète presque chaque jour et qui est si utile à l'humanité; nous parlerons donc du *lactomètre*, petit appareil qui sert à apprécier la qualité relative du lait.

2. Pour faciliter à nos lecteurs le moyen de revenir à un article invoqué, nous le numéroterons, et pour indiquer qu'une question exige encore des études et des observations, pour être résolue ou avancée, nous placerons à la suite de son énoncé un point d'interrogation entre deux crochets, comme on le voit ici [?].

3. Cela posé, nous croyons utile de signaler quelques généralités, avant de nous occuper du lait et du lactomètre.

Dans l'état actuel de nos connaissances sur l'univers physique, les observateurs sont portés à penser que toutes les matières qui constituent l'écorce du globe, sont formées par une *même* substance qui, prise à des degrés divers de condensation, constitue probablement toutes les matières soumises à nos observations.

La chimie moderne partage les substances pondérables en deux classes : les corps *simples*, au nombre de soixante-quatre environ, et que l'on nomme ainsi, parce que tous les moyens dont l'homme dispose aujourd'hui ne peuvent pas les décomposer en d'autres corps ; et les corps *composés*, dont le nombre est assez considérable dans les deux grandes divisions des êtres physiques, les corps inorganiques et les corps organiques. Quand un chimiste vous dit : Telle substance *est* un des corps simples de la nature, n'insistez pas pour en connaître la composition, car alors le chimiste, justement impatienté, pourrait vous classer parmi ces corps.

Les corps *simples* se divisent en deux séries : les *métalloïdes*, au nombre de quinze environ, généralement gazeux ; et les *métaux*, généralement solides.

Tous les végétaux et les animaux sont formés par des combinaisons ou des mélanges de quatre métalloïdes : l'oxygène, l'hydrogène, l'azote et le carbone, alliés avec quelques sels, c'est-à-dire, avec certaines combinaisons doubles de métalloïdes et de métaux, tels que la potasse, le phosphate de chaux, la soude, la silice, le fer oxydé, etc.

C'est avec ce très-petit nombre d'éléments qui, en variant un peu dans leurs proportions, forment des corps doués de propriétés souvent fort différentes, que le grand Chimiste a constitué tous les êtres de la *Faune* et de la *Flore terrestre*, ainsi que le sol sur lequel s'agitent pendant quelques jours les générations successives de ces deux créations nécessaires l'une à l'autre, et solidaires dans leur fragile existence.

L'air et l'eau forment deux immenses réservoirs de fluides où les animaux et les végétaux puisent sans cesse les métalloïdes qui concourent à leur formation.

et la terre ferme est le *magasin* auquel les corps organiques empruntent les substances minérales solides qui constituent leurs charpentes, sous l'action de cette force mystérieuse qu'on nomme la vie, et qui a été si justement définie : « Une résistance à la mort. »

Le corps de la personne la plus éprise d'elle-même ne se compose donc, comme pour tout le reste des corps organiques, que de quelques kilogrammes d'un petit nombre de substances chimiques si communes, que si on n'estimait ladite personne que sur le poids de sa substance matérielle, elle vaudrait à peine cinquante centimes.

Soyons donc toujours modestes, et efforçons-nous d'apprécier les diverses choses de ce monde à leur juste valeur.

Si le lecteur veut bien consulter les excellents traités de chimie de MM. Payen, Doré, Girardin, Pelouse, Regnault, etc., il ne manquera pas d'être justement frappé, dans l'étude de la chimie animale et végétale, de la multitude des noms bizarres que la fantaisie a imposés le plus souvent aux combinaisons chimiques qui forment ce qu'on appelle les principes *immédiats* des corps organiques. Ce *babélisme* lui fera sans doute regretter qu'on n'ait pas encore constitué dans ces deux branches, les plus *utiles* de la chimie, une nomenclature régulière comme celle qui règne dans la chimie inorganique.

Composition du Lait.

4. Le lait est une substance que tout le monde connaît, et qui est composée d'un assez grand nombre de principes immédiats, dissous dans l'eau : sucre, albumine, stéarine ou substance carbonée, oléine, soude, margarine, potasse, phosphate de chaux, etc. Comme nous ne devons étudier ici le lait qu'au point de vue de l'alimentation, nous grouperons ces divers principes constituants en trois éléments principaux :

1° L'acide butyrique, qui forme la crème et le beurre. C'est le principe qui constitue la vraie valeur du lait, c'est-à-dire, sa principale puissance nutritive.

Le beurre est formé par la *soudure* des globules de l'acide butyrique, disséminés dans la crème et que le battage met en contacts plus nombreux, et, par suite, en agrégation ;

2° Le caséum ou substance azotée, propre à donner le fromage par sa coagulation. Il jouit aussi de la puissance nutritive, mais à un degré sensiblement moins élevé que le beurre ;

3° Le sérum ou partie liquide et transparente qu'on désigne sous le nom de petit-lait. C'est la partie la moins nutritive du lait dont elle énerve la puissance et, par suite, la valeur.

5. L'expérience apprend que l'eau combinée forme près des huit dixièmes du poids du bon lait. La densité du lait est de 1,031 ; elle dépasse donc celle de l'eau de ses 31 millièmes. La densité de la crème fraîche est de 0,800, et celle du beurre est de 0,942. Ce dernier chiffre, par exemple, veut dire que si un litre d'eau pure et froide pèse mille grammes, un litre de beurre ne pèse que neuf cent quarante-deux grammes ; c'est là la signification du mot densité.

6. Les études que nous faisons ici se rapportent au lait généralement le plus employé, celui qui est fourni par une bonne vache de cinq à six ans qui, nourrie quotidiennement par dix kilogrammes de fourrage ordinaire, fournit, en moyenne, dix litres de bon lait chaque jour, quand elle se trouve dans des circonstances ordinaires de santé et de bon entretien. Nous devons réserver pour des études ultérieures l'examen des autres laits et de leur emploi judicieux.

Conditions du bon Lait.

7. L'expérience, cette règle souveraine dans l'étude des phénomènes de la nature matérielle, conduit à ne donner le nom de *bon* lait ordinaire qu'à celui qui remplit les trois conditions *mesurables* suivantes [1] :

---

[1] Il est entendu que nous ne parlons pas ici du lait exceptionnel fourni par les vacheries des montagnes, mais du bon lait ordinaire que peut fournir toute vache bien nourrie dans une banlieue comme celle qui entoure Grenoble.

1re *condition*. — Un litre de bon lait doit peser 1,031 grammes, quand on le mesure une heure après son extraction.

2e *condition*. — Un litre de bon lait doit fournir, après trois jours de repos, à la température moyenne de 10 degrés centigrades, 40 grammes de crème capable de donner 34 grammes de beurre. Par suite 1,000 grammes de crème doivent produire 850 grammes de beurre, et 30 litres de lait doivent fournir 1 kilogramme de beurre.

3e *condition*. — Un litre de lait écrémé, après trois jours de repos, doit fournir environ 550 grammes [?] de caséum ou plutôt de fromage blanc égoutté pendant un jour.

Le reste du litre est formé par le sérum ou petit-lait, librement séparé de la masse.

Nous disons *librement*, car on sait qu'on peut faire cailler promptement le lait, en y plongeant de la présure, espèce de liqueur acide qu'on trouve dans l'estomac du veau, et cette coagulation artificielle paraît faire varier assez sensiblement les limites extrêmes entre lesquelles est pris le chiffre moyen 550 grammes pour demander de nouvelles expériences ; c'est une des questions que nous mettons encore à l'étude. Nous ajouterons que lorsque, par suite d'une cause quelconque, orage, chaleur, etc., le lait *vient* de se cailler par la conversion de son sucre en acide lactique, on peut le faire revenir à son état primitif en y mêlant un peu de bicarbonate de soude, un gramme par litre. De plus, on détruit la rancidité *récente* du beurre, en le pétrissant dans de l'eau rendue légèrement alcaline par du bicarbonate de soude.

8. On sait qu'un litre de *bon* lait se vend généralement 20 c. Or, en le transformant en beurre et en fromage blanc, on en retire à peine 0,078 pour les 34 grammes de beurre, estimé 2 fr. le kilogramme, et 0,083 pour les 550 grammes de fromage blanc *écrémé*, qui, dans cet état, vaut 15 cent. le kilogramme, après un jour d'égoutture ; de sorte que le lait transformé en ces deux produits ne procure au vendeur que 16 c. au plus, tandis que le lait en nature lui produit 20 cent., ce qui fait un bénéfice de plus de 4 cent., sans compter l'économie de la peine et du travail.

Ces chiffres font voir qu'il est beaucoup plus avantageux pour les fermiers, voisins des centres de population, de vendre le lait en nature plutôt que travaillé et transformé en beurre ou en fromage ordinaire.

Ce résultat donne aux acheteurs le droit d'examiner les trois questions suivantes : 1° Par quels moyens s'assure-t-on qu'un lait soumis à l'observation, remplit les trois conditions qui assurent sa valeur réelle ? 2° Comment peut-on estimer rapidement la diminution de prix que doit subir un litre de lait, quand il a éprouvé une altération dans l'une de ses conditions de bonne valeur ? 3° Que doit se vendre un litre de bon lait dans une ville telle que Grenoble ? Ce sont là des questions pratiques que nous étudierons dans un prochain numéro.

II.

Le but économique de l'industrie est
d'obtenir le maximum de production
avec le minimum de dépense.

Le lait, cette précieuse ressource de l'économie rurale, est l'article le plus essentiel, après le pain, pour la classe agricole. C'est une source de richesse pour une ferme bien dirigée et une des choses les plus agréables dans une maison de campagne. Nous ne le considérons ici qu'au point de vue de l'acheteur qui habite la ville, et qui veut payer du bon lait à sa véritable valeur.

Instruments de Lactométrie.

9. On nomme *lactomètre* un instrument destiné à faire connaître rapidement et sans analyse chimique la valeur relative du lait, en signalant les altérations que la fraude, ou bien l'ignorance vraie ou simulée des fermiers intéressés, a fait subir au lait, au détriment de l'acheteur.

On connaît plusieurs sortes de lactomètres que la police municipale emploie sur les marchés pour constater l'état du lait. On fera bien de consulter l'utile traité que M. Payen a publié sur les substances alimentaires, pour étudier le lactomètre de M. Donné, ainsi que les instructions fournies par M. Quevenne sur le lactomètre ingénieux qu'il a imaginé et qui sert à mesurer la crème d'une masse de lait. Ces appareils, qui font en général partie de la classe des instruments de physique qu'on nomme *densimètres*, *pèse-sels*, etc., ont l'inconvénient d'être assez dispendieux ou assez difficiles à employer ; aussi chercherons-nous à indiquer ici les moins coûteux et les plus commodes de ces utiles instruments.

10. On appelle *crémomètre* un appareil qui sert à évaluer la quantité de crème fournie par du lait en repos. Il se compose d'une *éprouvette* cylindrique en verre ouverte par un bout et fermée à l'autre bout par un patin ou socle en verre qui permet de placer verticalement sur une table l'axe du cylindre. On y verse un litre de lait, par exemple, et après trois jours de repos dans une enceinte d'une température de 10 à 12 degrés centigrades, on apprécie la quantité de crème qui surnage, en l'enlevant et en comparant son poids au poids *total* du lait de l'éprouvette.

On trouve ainsi qu'un litre de bon lait ordinaire fournit en moyenne 40 grammes de crème, ou, généralement, qu'un bon lait donne le vingt-sixième de son poids en crème ; ce qui justifie notre deuxième assertion du n° 7 (page 543).

On constate d'ailleurs, avec une bonne balance, l'exactitude de la première condition signalée dans le même numéro, c'est-à-dire qu'un litre de bon lait pèse 1031 grammes.

Nous conviendrons d'appeler *dépôt de crème* la masse de crème qui surnage sur le lait qui l'a fournie. On sait maintenant déterminer la richesse crémeuse d'un lait.

11. Un lactomètre commode se compose de deux pièces : l'éprouvette [qui peut servir de crémomètre, en le graduant en millimètres, pour plus de commodité] et le flotteur.

Nous avons décrit l'éprouvette, à laquelle on peut d'ailleurs ne donner que 4 ou 5 centimètres de diamètre et 25 ou 30 centimètres de hauteur.

Le flotteur ou l'*aréomètre* est formé par un tube en verre d'un centimètre environ de diamètre et de 15 à 20 centimètres de longueur. Ce tube est enflé sur la moitié de sa longueur par une boursoufflure vide et lestée avec de la grenaille de plomb. La partie étroite du tube contient une échelle tracée sur papier que l'on introduit dans ce tube que l'on ferme ensuite avec la flamme d'une lampe d'émailleur.

La graduation de l'échelle du flotteur est fondée sur ce remarquable principe d'expérience qui porte le nom de son célèbre auteur, Archimède : *Tout corps plongé dans un fluide quelconque [liquide ou gaz] éprouve de la part de ce fluide une poussée verticale de bas en haut qui dissimule une partie du poids de ce corps, qui est précisément égale au poids du volume du fluide que ce même corps déplace.*

Il résulte de ce principe que la ligne d'affleurement d'un lactomètre est placée d'autant plus bas sur l'échelle verticale du flotteur, que celui-ci, *dont le poids absolu ne varie pas*, flotte dans un liquide de plus en plus dense et qui, par suite, se déplace de moins en moins sous le poids de l'aréomètre en équilibre dans ce liquide.

Questions usuelles de Lactométrie.

12. Nous présenterons notre étude sous forme de questions qui feront mieux saisir la suite des idées, en montrant dans un ordre plus logique la série des étapes suivant lesquelles l'esprit doit marcher pour arriver, dans notre recherche, à une *approximation* acceptable.

Nous marquerons d'un astérisque (*) les articles qui exigeront du lecteur quelques connaissances d'arithmétique que l'on trouve dans les ouvrages classiques [au premier rang desquels nous comptons ceux de M. Tarnier] et que toute personne qui ne s'intéresse qu'aux résultats pratiques peut passer sans inconvénient, en ne s'attachant qu'aux règles mises en évidence par le calcul.

Nous n'avons nullement l'intention de jeter inutilement un manteau d'algèbre ou un vernis prétentieux de calcul sur des opérations qui semblent ne pas comporter des mesures *précises*; mais nous pensons que dans les choses d'achat ou de vente, la justice doit trouver des bases *mesurables* pour définir exactement et asseoir judicieusement ses décisions équitables, afin d'avoir ainsi le droit de les faire respecter.

1re QUESTION.

13. *Faire des mélanges de bon lait et d'eau pure, sans écrémer le lait et dans des proportions de volumes assignées d'avance, et graduer sur ces proportions le flotteur d'un lactomètre.*

Pour résoudre cette question, on choisit une vache, âgée de 5 à 6 ans, en bonne santé et éloignée de trois mois au moins de l'époque où elle a eu son veau. On la prend de préférence parmi les vaches qui paissent tranquillement et en liberté dans des prairies naturelles, fertiles, dont les plantes herbacées sont fines et variées. On la fait traire *complétement* et de préférence le matin, après une nuit de repos, car le lait du matin est plus substantiel que celui du soir. Nous disons *complétement*, parce qu'on a constaté que sur trois litres ou trois décimètres cubes de lait tiré, *séance tenante*, de la même vache, on obtient 50 centimètres cubes de crème sur le litre tiré au commencement de la traite ; 150 sur le litre tiré au milieu de l'opération, et 210 sur le litre tiré à la fin.

On remue la masse tirée pour la rendre homogène, et on en met une partie à part dans le crémomètre pour servir de sanction aux opérations faites sur la partie expérimentée, après une heure d'attente.

On commence par s'assurer si un litre du lait étudié pèse 1031 grammes, et on se réserve de constater plus tard qu'une masse de ce même lait a fourni, dans le crémomètre, 40 grammes de crème capables de donner 34 grammes de beurre égoutté.

Cela fait, on verse du lait *pur* dans l'éprouvette et on y plonge le flotteur. Quand l'équilibre est établi, on marque zéro sur l'échelle au point d'affleurement du liquide. On forme ensuite un premier mélange composé de trois volumes de lait pur et d'un volume d'eau claire; on y plonge le flotteur et on marque 1/4 sur l'échelle au point d'affleurement. On forme un nouveau mélange composé d'un volume de lait pur et d'un volume d'eau, on y fait flotter l'aréomètre et on marque 1/2 sur l'échelle au point d'affleurement. On continue ainsi pour d'autres mélanges, et on termine la graduation en marquant 1 au point d'affleurement de l'échelle, quand le flotteur est en équilibre dans l'eau pure.

Remarque 1re. Il convient de graduer simultanément plusieurs flotteurs, et au lieu de graduer l'échelle suivant la série ordinaire 1/4, 1/2, 3/4, on peut la graduer par dixièmes, toutes ces fractions se rapportant à la quantité de volume d'eau mélangée au lait normal. Comme garantie *décisive* de l'exactitude des opérations, il faudrait avoir recours à l'analyse chimique, et alors on posséderait des lactomètres assez exacts pour permettre de vérifier ou de graduer *rapidement* une foule d'autres lactomètres en expérimentant simultanément avec un lactomètre normal et les lactomètres à graduer.

14. *Remarque 2e.* Il est important d'observer que le bon lait a une densité qui varie de 1,029 à 1,033 et que celle du *même lait écrémé et sans eau* varie de 1,033 à 1,037. La densité du lait écrémé est donc plus forte que celle du même lait à l'état normal, et le flotteur monte plus haut dans le lait écrémé que dans le bon lait.

La différence de richesse crémeuse pour le même lait entre le commencement de la traite et la fin, s'explique naturellement par la disposition de l'orifice des mamelles de la vache qui est placé au bas de son appareil sécrétoire ; car la partie crémeuse plus légère se tenant dans le haut, on comprend que la partie soutirée *la première* est la moins riche en crème, et la différence de richesse est d'autant plus grande que le lait a séjourné plus longtemps dans les mamelles.

On remarque que le veau, par une sorte d'instinct naturel, donne en tétant des coups de tête, de sorte que ces secousses répétées rendent le lait des mamelles plus homogène, meilleur et plus facile à soutirer. Avis aux promeneurs qui vont boire du lait chaud dans les fermes.

2e QUESTION.

15. *Construire à peu de frais un lactomètre offrant une approximation acceptable dans l'estimation rapidement faite d'un lait non écrémé mais plus ou moins mélangé d'eau pure.*

On fabrique facilement un flotteur avec un petit bâton de bois léger, par exemple avec du saule très-sec ou, ce qui vaut mieux, avec un long morceau de liége légèrement enduit de cire pour éviter l'imbibition du liquide, et lesté par un bout de manière à ce qu'il puisse flotter verticalement. Puis on le gradue, en opérant pour lui comme nous l'avons fait pour le flotteur en verre d'un lactomètre ordinaire; ou bien, on le gradue en opérant *simultanément* avec lui et avec un flotteur déjà bien gradué, en employant au besoin de l'eau dont on fait varier la densité en y faisant dissoudre plus ou moins de sel marin, afin d'épargner la perte du lait expérimenté.

Avis aux Maîtresses de maison.

16. *Remarque 1re.* Une maîtresse de maison qui a le soin de vérifier quelquefois la graduation de son lactomètre, avec le lait tiré, séance tenante, de la même vache de la fermière qui lui fournit sa provision quotidienne, peut ainsi se rendre un compte exact de l'état du lait qu'elle achète chaque jour, tout en remarquant que si le litre de bon lait se paie 20 centimes, le litre de lait complétement écrémé vaut à peine 5 centimes; car la crème, qui constitue près des trois quarts de la valeur nutritive du lait, forme certainement les trois quarts de la valeur commerciale du même lait.

17. *Remarque 2e.* Plusieurs causes peuvent altérer la qualité du lait vendu sur les marchés municipaux: les unes frauduleuses, telles que l'eau versée dans le lait; l'enlèvement du dépôt de sa crème, après 12 heures de repos; le mélange de quelques substances étrangères capables de lui donner de la couleur, afin de dissimuler l'écrémage, telles que le caramel, le café de chicorée, etc.

Les autres, produites par l'ignorance ou l'inattention des intéressés, telles que l'état maladif des vaches [par exemple, quand elles sont malades de la cocote ou bien d'une sorte d'échauffement qui rend le lait incapable de fournir du beurre; voyez le travail de M. Denenbourg, vétérinaire, sur la *Feuille du Cultivateur*]; la traite trop rapprochée de l'époque où elles ont eu leur veau; le choix plus ou moins volontaire de ne vendre au marché que le lait obtenu dans les *premiers* moments de la traite ou celui du soir qui est moins substantiel que celui du matin (13); la nourriture *choisie* de manière à exagérer le sérum (4) aux dépens de l'acide butyrique et à noyer la qualité du lait dans sa trop grande quantité; l'emploi des raves, de divers paturins ou des tiges de maïs employées *seules* dans l'alimentation des vaches, et enfin certaines boissons préparées de manière à exagérer la sécrétion des mamelles, telles que *l'eau blanche*, la traite répétée plus de *deux* fois par jour, etc.

Une judicieuse maîtresse de maison, qui paye toujours régulièrement le lait de son ménage au même prix, doit se rappeler qu'on peut noyer le lait dans l'eau *de deux manières* et cela sans l'écrémer: soit en y versant de l'eau du puits de la ferme [onde *bienfaisante* qui ne vaut pas grand'chose], soit en y faisant verser par les vaches elles-mêmes de l'eau de raves ou de substances diurétiques équivalentes, que la fermière adroite [qui croit conserver ainsi une certaine couleur de probité] a soin de leur faire manger de temps à autre.

C'est à la ménagère intelligente à savoir si elle veut bien payer l'eau de raves plus chère que l'eau de puits, tout en remarquant qu'une bonne vache ordinaire de notre banlieue, convenablement nourrie chaque jour par 10 kilogrammes de fourrage choisi mi-sec et mi-vert, ne doit fournir en moyenne, dans notre pays, que 10 litres de bon lait en 24 heures [un litre de lait pour un kilogramme de fourrage], et que certaines laitières adroites trouvent facilement le moyen de faire fournir à leur *usine à lait*, à leur vache, 15 ou 16 litres de lait, et quelquefois plus, en un jour, et cela par l'emploi d'une alimentation *choisie* et de certaines boissons diurétiques. C'est surtout dans la production du lait que la qualité est toujours en raison inverse de la quantité. Il est bon de ne pas perdre de vue cette maxime d'économie domestique.

18. En attendant que nous examinions, dans un prochain numéro, si le prix de 20 centimes *adopté* pour la valeur d'un litre de bon lait sur notre marché, n'est pas trop élevé, tout en tenant un juste compte de la valeur pécuniaire de la vache, de sa dépense journalière et des risques qu'elle peut faire courir à son propriétaire, nous dirons que de l'observation que nous venons de faire, il résulte que si une vache, en produisant 10 litres de bon lait à 20 centimes le litre, doit procurer à la laitière une recette *admise* de 2 fr. par jour; la fermière ne devrait retirer pour les 15 litres de lait énervé que la *même* somme tout au plus, car elle a altéré le goût et la valeur réelle du lait en exagérant sa production, de sorte qu'elle ne devrait recevoir que 15 centimes à peine pour un litre de ce lait affaibli.

Nous étudierons cette question prochainement; mais en attendant, nous croyons, en vertu d'un assez grand nombre d'expériences que nous avons faites, avoir le droit d'énoncer le précepte suivant que nous espérons démontrer clairement dans la suite de cet essai : *le prix normal du bon lait (7) étant de 20 centimes le litre, on peut affirmer que la grande majorité des laits fournis à notre ville par les fermières de la banlieue, vaut au plus quinze centimes le litre, et qu'à ce taux, les laitières gagnent plus de 40 pour cent.*

III.

> Quand chaque corps d'état aura son journal professionnel, le travail, cette continuation providentielle de Dieu par l'homme, aura ses annales, sa trésorerie et ses archives.

* 3e QUESTION.

19. *Etudier la marche des dépôts successifs d'une masse de bon lait, sous l'influence de l'état de l'atmosphère; et graduer un lactomètre capable d'indiquer le titre du lait, c'est-à-dire le rapport de sa richesse crémeuse à un moment donné, à sa richesse normale, ainsi que les variations de densité qui résultent de l'écrémage de ce lait non mélangé d'eau pure.*

L'expérience apprend que dans les circonstances atmosphériques ordinaires, c'est-à-dire par un temps calme et serein, et à la température moyenne de 12 degrés centigrades, le premier dépôt de crème commence à devenir sensible une heure ou deux après la traite, ainsi qu'on le constate dans le crémomètre (10).

En enlevant avec précaution les dépôts successifs de crème à des intervalles de temps égaux, on est conduit à regarder la loi suivante comme étant l'expression sensiblement exacte de la vérité : La séparation complète de la crème d'un litre de bon lait en repos, contenu dans un vase cylindrique dont l'axe est vertical, s'effectue en trois jours au plus tard, à la température de 12 degrés, par couches horizontales dont les poids, pris de 3 heures en 3 heures, sont exprimés en grammes par les 25 termes d'une progression par différence, dont la somme des termes est égale à 40 grammes et dont le dernier terme est 0, en tenant compte de l'évaporation de l'eau des couches.

20. En appelant R le nombre de grammes de crème qui forme la raison de la progression décroissante des dépôts,

24 R. 23 R. 22 R. 21 R. . . . . 4 R. 3 R. 2 R. R. 0,

dont la somme, qui contient 300 R, est égale à 40 grammes, on en déduit R = 133 milligrammes. On en conclut que le poids du premier dépôt est de 3^{gr} 192, que le poids du 24e est de 133 milligrammes; et que c'est après le 9e dépôt partiel, c'est-à-dire entre la 27e heure et la 30e heure après la traite, que le lait a perdu la moitié de sa crème. La mesure du poids de crème recueillie à cette époque confirme sensiblement ce résultat, si on opère avec un vase cylindrique dans lequel la hauteur du liquide est double au moins du diamètre de la base.

21. Pour graduer le lactomètre, on veille le moment où le quart, par exemple, du poids total de la crème peut être enlevé; on plonge le flotteur, sur lequel on a déjà dû marquer 1 quand il flottait dans le lait pris avec toute sa crème, et on marque $\frac{3}{4}$ sur l'échelle. On opère de même pour l'enlèvement de la quantité $\frac{1}{2}$ de la crème, et ainsi de suite.

22. Pour évaluer la densité de chaque état successif du lait plus ou moins écrémé, on pèse en grammes un litre de ce lait pris dans un de ces états d'écrémage, et ce nombre de grammes indique la densité correspondante à cet état.

Remarque 1ʳᵉ. On peut, en enlevant les dépôts de crème d'heure en heure, par exemple, amener à un état assigné d'avance de richesse crémeuse, une masse de lait dont on a déjà déterminé la richesse crémeuse totale, en expérimentant sur le lait de la *même* vache, pris dans les *mêmes* circonstances.

Remarque 2ᵉ. Le lait abandonné à lui-même dans les circonstances ordinaires, étant complétement séparé de sa crème après trois jours au plus tard, nous en concluons qu'il ne peut être vendu comme *lait écrémé* que 72 heures au plus après son extraction, car, passé cette époque, il tourne ou aigrit assez pour pouvoir être écarté de la vente. Le bon lait ne doit plus être vendu en nature, quand il est tiré depuis plus de 24 heures, à la température de 12 degrés.

Remarque 3ᵉ. Les laits les plus riches en crème, tels que les laits de montagne, donnent jusqu'au dix-huitième de leur poids en crème, c'est-à-dire qu'un litre de ce lait fournit 57 grammes de beurre. Mais ce sont là des laits généralement exceptionnels pour les grandes villes, et la justice ne doit pas les prendre pour base de ses appréciations. C'est pour cela que nous nous bornons au chiffre moyen de 34 grammes de beurre par litre de bon lait ordinaire.

4ᵉ QUESTION.

23. *Apprécier la richesse crémeuse et, par suite, la valeur commerciale d'une masse de lait plus ou moins écrémé, mais non mélangé d'eau pure.*

Pour cela, on plonge le flotteur gradué suivant la règle du numéro (13) dans la masse de lait, et on lit sur l'échelle la cote d'écrémage.

Il est entendu que nous supposons ici que le lait expérimenté n'a pas subi d'autre altération que celle qui résulte de son écrémage. Le cas de son mélange avec de l'eau pure sera examiné plus tard. Nos procédés d'épreuve reposent sur les variations de densité du liquide qui entraînent des variations correspondantes de hauteur pour le flotteur. Or, on conçoit que des fraudes d'une nature différente de l'écrémage, telles que le mélange d'eau combinée avec des substances étrangères, comme de l'eau de savon, par exemple, peuvent amener un *même* état de densité que celui que donne l'écrémage, et accuser ainsi des altérations équivalentes quant à la valeur du lait. C'est à l'analyse chimique qu'il faut alors demander la nature de l'altération, si on tient à s'en rendre compte. Il suffit ici que l'on ait constaté une altération *quelconque* pour avoir le droit d'écarter le lait frelaté de la vente. Nous ajouterons que la loi devrait traiter avec la plus juste sévérité toutes les fraudes commises sur les substances alimentaires, tout aussi bien celles qui énervent la puissance nutritive des aliments par le mélange de substances inertes, que celles qui altèrent les aliments par des additions dangereuses, c'est-à-dire qu'elle devrait punir les fraudeurs qui attentent à la santé publique, avec toute la rigueur dont elle frappe les empoisonneurs, car le crime en gros n'a pas plus d'excuse que le crime en détail.

Nous indiquerons ailleurs une autre série d'épreuves moins rapides, mais plus chimiques, c'est-à-dire plus certaines, pour apprécier l'état d'un lait.

24. Pour estimer le prix commercial du lait plus ou moins écrémé, on remarque qu'on se tient dans les limites de l'équité en admettant qu'un litre de ce lait peut être regardé comme ayant une valeur de 5 centimes [prix du litre *complétement écrémé*], augmentée d'une valeur *proportionnelle* à sa richesse crémeuse, estimée quinze centimes quand elle est totale. Cela posé, si le flotteur indique que le lait expérimenté a perdu un tiers, par exemple, de sa richesse crémeuse normale, on aura pour la valeur du litre de ce lait écrémé 5 centimes + 10 centimes, ou 15 centimes.

25. Généralement, un litre de lait qui a perdu la fraction $\frac{m}{n}$ de sa richesse crémeuse normale, et qui est remué avant d'être mesuré, afin d'être vendu homogène, a une valeur v exprimée en centimes par la relation $v = 5\left(\frac{4\,n - 3\,m}{n}\right)$.

5ᵉ QUESTION.

26. *Écrémer du bon lait jusqu'à concurrence d'une fraction assignée de sa richesse crémeuse normale, sans y mêler de l'eau pure.*

On commence par déterminer la richesse crémeuse normale de ce lait (10), et on sait alors quel est le poids de la crème que l'on doit enlever. On observe ensuite les dépôts d'heure en heure, et on les enlève jusqu'à ce que le lait possède la richesse crémeuse voulue.

Remarque. Le mélange de l'eau pure avec le lait paraît faire varier la durée des dépôts successifs de la crème. Nous appelons l'attention des chercheurs sur l'influence de cette cause ainsi que sur celle des changements de température de l'enceinte, qui n'est pas toujours de 11 ou 12 degrés centigrades, température qui est celle des moments où nous avons fait généralement nos expériences.

6e QUESTION.

27. *Construire un flotteur propre à apprécier l'état d'un lait qui a subi simultanément les deux altérations signalées plus haut, savoir : l'écrémage et le mélange d'eau pure.*

Cette question n'est malheureusement pas un problème de pure spéculation, car la plupart des laits vendus dans les villes ont subi ces deux genres d'altération.

On prend du bon lait et on réduit d'un quart sa richesse crémeuse, puis on forme avec ce lait des mélanges par *volumes déterminés* de ce lait avec de l'eau pure, comme nous l'avons fait au numéro (13), et on gradue ce flotteur, que nous nommerons le *flotteur du quart*.

On prend ensuite du *même* bon lait, on réduit à moitié sa richesse crémeuse normale, et on mélange ce lait énervé avec de l'eau pure, par volumes déterminés. Puis on gradue un nouveau flotteur avec ces mélanges successifs ; et on met à part ce *flotteur de la moitié.*

On continue ainsi pour chaque degré de la puissance crémeuse, qui possède ainsi son lactomètre spécial correspondant. Il ne serait pas prudent de charger le même flotteur de plusieurs échelles, à cause de la confusion des cotes.

7e QUESTION.

28. *Apprécier rapidement l'état d'un lait doublement altéré par l'écrémage et par le mélange d'eau pure, et déterminer sa valeur commerciale.*

On plonge simultanément dans le lait tous les flotteurs gradués suivant la méthode du numéro (27), et on cherche sur les échelles de ces flotteurs la cote d'affleurement qui s'accorde sur le *même* flotteur, pour accuser les deux degrés *simultanés* d'altération, l'un pour l'écrémage et l'autre pour le mélange d'eau pure. On connaît alors l'état du lait. Il convient d'opérer dans une salle dont la température soit d'environ 12 degrés centigrades ; c'est à peu près la température ordinaire des caves placées à deux mètres au-dessous du niveau du sol dans notre pays.

29. Pour estimer le prix du litre de ce lait, admettons que ce lait ait perdu un tiers de sa crème normale et qu'on y ait mêlé un quart d'eau pure.

On sait (24) que l'écrémage a déjà réduit la valeur du litre de lait à 15 centimes. Par suite, puisque l'eau n'a pas ici de valeur commerciale, le litre ne vaut plus que les trois quarts de 15 centimes, c'est-à-dire 11 centimes environ.

30. Il peut arriver qu'on trouve plusieurs cotes d'affleurement en coïncidence sur les divers flotteurs, car il peut se faire [et nous appelons encore ici l'expérience des observateurs qui *mesurent* les phénomènes] que des doubles indications simultanées aient lieu sur des flotteurs différents, par suite d'une compensation de densité amenée par la quantité de crème enlevée et remplacée par de l'eau. Dans ce cas, nous pensons qu'on doit calculer les prix commerciaux, comme nous venons de le faire, suivant les différentes indications des flotteurs, et de n'attribuer au lait que le prix minimum obtenu ; car il nous paraît équitable que la fraude obtienne le moins de bénéfices possible. Nous n'avons pas besoin de dire qu'on fera bien de contrôler les indications fournies par notre lactomètre sur une masse de lait étudiée, avec les renseignements obtenus en expérimentant sur le même lait avec les autres lactomètres ou galoscopes, entre autres celui de Banks, si employé en Angleterre. L'accord de ces divers instruments peut présenter assez de lumières pour dispenser de recourir à l'analyse chimique, qui est le juge suprême dans les opérations de lactométrie.

* 8ᵉ QUESTION.

31. *Une laitière tire sa vache le soir, et, après un intervalle de 12 heures, elle enlève la crème flottante, puis elle mélange le reste du lait avec un égal volume de lait chaud et normal qu'elle tire le matin. On demande ce que vaut un litre de ce lait mélangé, sachant que le prix du litre de ce lait normal est de 20 centimes, et que le litre de lait complétement écrémé n'est estimé que 5 centimes.*

Cette fraude adroite est une des plus coutumières. La laitière qui enlève ainsi frauduleusement la crème déposée pendant la nuit et qu'elle vend à part, a retiré de son lait du soir une quantité de grammes de crème exprimée par la somme des quatre termes de la progression des dépôts : 24R. 23R. 22R. 21R ou 90R. Or, la somme de tous les dépôts contient 300R. La fermière a donc enlevé les $\frac{90}{300}$ ou les $\frac{3}{10}$ de la crème totale de l'un des litres du lait du soir. Ce litre ne vaut donc plus en centimes que $5 + \frac{7}{10} \times 15$, ou 15 centimes et 5 dixièmes.

Comme la laitière mélange ce litre de lait écrémé avec un litre de bon lait à 20 centimes, il en résulte qu'un litre de ce mélange vaut à peine ¹/₂ [20 + 15,5] ou 17 centimes et 7 dixièmes.

Remarque 1ʳᵉ. On voit qu'un établissement qui consommerait chaque jour 100 litres de lait, ne devrait payer cet hectolitre altéré que 17 fr. 70 au lieu de 20 fr., ce qui représenterait une différence annuelle de plus de 839 fr. Ajoutons que si ce lait était déjà énervé par la mauvaise nourriture des vaches, ou par un baptême peu chrétien, la différence serait encore plus considérable et l'industrie de la fermière prendrait des proportions coupables.

Remarque 2ᵉ. En disant que la crème met trois jours pour se séparer complétement, nous nous sommes placé dans la dernière limite ; car, généralement, il suffit de deux jours et même moins si le temps est calme et frais. On sait du reste qu'il n'est pas avantageux de laisser le lait se cailler trop tôt sous l'influence de la température ou du mauvais état des vases et terrines, etc., car alors on obtient moins de crème séparée.

9ᵉ QUESTION.

32. *Examiner du lait au microscope et décrire ses apparences physiques.*

Tout le monde connait la couleur d'un blanc un peu jaunâtre du bon lait. Cette blancheur et son opacité sont dus aux nombreux globules butyreux disséminés dans un liquide mucilagineux qui tient en dissolution des matières azotées, salines et sucrées, ainsi que des traces de magnésie, de soufre et de sel marin.

Pour apercevoir les globules butyreux, on place une goutte de lait entre deux lamelles de verre qui réduisent la lame de lait à une épaisseur d'un dixième de millimètre à peine, et alors on distingue sous la loupe les globules butyreux arrondis et diaphanes, cernés d'une ligne noire et flottant dans un liquide visqueux qui tient en dissolution des sels et de la lactose ou sucre de lait, et qui parait d'autant moins visqueux que le lait est plus mélangé d'eau pure.

10ᵉ QUESTION.

33. *Indiquer quelques moyens faciles pour essayer la qualité d'un lait, quand on a assez de temps pour expérimenter convenablement.*

Pour constater que le lait présenté se trouve dans de bonnes conditions, une maitresse de maison peut lui faire subir les trois épreuves suivantes :

1º On fait bouillir le lait, et s'il ne tourne pas, c'est-à-dire s'il ne se sépare pas en grumeaux, on peut en conclure qu'il n'est pas extrait depuis trop longtemps, que la vache n'est pas malade (de la cocotte) et qu'elle n'a pas vêlé tout récemment. Ajoutons que tout bon lait, en bouillant plus de trois ou quatre fois, perd sa saveur et sa crème qui forme alors des pellicules qu'on nomme frangipane. Le lait bouilli cesse de pouvoir se cailler facilement, et la crème ne s'en sépare plus que d'une manière assez peu sensible ;

2° On se place dans une enceinte où la température soit d'environ 15 degrés centigrades, et on éprouve le lait avec le crémomètre (10) et le lactomètre, en suivant la marche indiquée dans les numéros que nous rappelons; puis on examine le lait au microscope à côté d'une goutte de bon lait normal. On peut ainsi comparer les productions crémeuses de différentes vaches plus ou moins laitières, et apprécier l'influence butyreuse de divers systèmes de nourriture;

3° Le procédé le plus exact, fort simple pour un chimiste mais un peu compliqué pour la plupart des intéressés, consiste à peser exactement un décilitre de lait, par exemple (on doit trouver 103ᵍʳ,1 à très-peu près), à verser le lait dans une assiette en fer étamé et à faire évaporer le lait jusqu'à siccité complète, en chauffant l'assiette avec de la vapeur d'eau bouillante. On pèse ensuite le résidu sec, ce qui donne le poids des matières solides; on lave ensuite ces matières avec de l'éther sulfurique jusqu'à épuisement; on verse dans une soucoupe la solution qui, en s'évaporant spontanément, laisse un résidu qui contient *tout* le beurre, que l'on fait fondre et sécher en le chauffant jusqu'à 110 degrés. Son poids définitif indique la proportion de beurre contenu dans le lait essayé. Un décilitre de bon lait doit fournir 3 gr. et 4 décigr. de beurre;

4° Pour s'assurer si, pour épaissir le lait, on y a mélangé de la farine ou de l'amidon, ou bien de la marne ou du plâtre, il suffit de laisser reposer le lait pendant 10 ou 12 heures; si on trouve un dépôt de matière douce au toucher, on soumet ce dépôt à l'ébullition; si le dépôt s'épaissit, c'est de la farine: s'il prend une apparence gélatineuse, c'est de la fécule ou de l'amidon; si le dépôt est dur au toucher et insoluble dans l'eau pure, c'est du plâtre ou de la marne;

5° On peut encore employer le butyromètre de M. Marchand qui sert à évaluer la richesse crémeuse du lait.

On prend un tube en verre cylindrique de 40 cent. de longueur et fermé par une de ses extrémités; on le remplit de lait bien remué sur une longueur de 30 centimètres; puis on y verse une goutte de soude caustique que l'on recouvre d'éther sulfurique, et on mélange bien le tout. Ensuite on y verse de l'alcool à 90 degrés, en agitant sans cesse le mélange, et en plonge le tube dans de l'eau chauffée à 40 degrés centigrades. Après quelques minutes de repos, toute la matière grasse est rassemblée à la surface du liquide. Alors on lit sur le tube gravé le nombre de millimètres que la crème occupe, et, en consultant une table qui accompagne le butyromètre, on connaît immédiatement la proportion de crème correspondante à la cote lue sur le tube.

6° Enfin, un moyen qui vous semble à la fois décisif et facile pour apprécier *rapidement* la richesse butyreuse du lait, consiste à en verser un litre dans une baratte en fer battu, à volant de rotation mû par un engrenage (telle que nous l'avons vu fonctionner à la remarquable exposition d'agriculture faite à Paris en mai 1860), et au bout de 4 minutes de mouvement exécuté par une température de 18 degrés centigrades, on doit obtenir au moins 34 gram. de beurre.

Ce dernier moyen devrait remplacer tous les lactomètres employés aux octrois des villes, et on voit qu'il peut fournir rapidement du beurre frais à toute famille qui se procurerait ce petit instrument dont le prix ne dépasse pas une vingtaine de francs.

Remarque. La saison et l'état de santé des vaches influent sans doute sur la bonne qualité du lait, aussi est-il juste de laisser un peu de latitude dans l'appréciation de la richesse butyreuse du lait, et le lactomètre offre cette latitude par l'inexactitude que présente son emploi. Mais on a tant abusé des prétextes de la saison et de l'état des vaches, qu'il convient de laisser le moins d'élasticité possible à tous ces moyens de fraude. D'ailleurs il n'est pas équitable que le consommateur paye *seul* les frais de toutes ces raisons plus spécieuses que fondées, si toutefois elles sont vraies accidentellement, comme elles peuvent l'être pour le lait *douteux* produit par les vaches *phthisiques* que certains *nourrisseurs* exploitent dans les faubourgs des grandes villes.

Composition des différents Laits.

34. On consultera les traités spéciaux pour connaître la composition chimique des diverses espèces de lait et leur rôle médicinal dans l'alimentation.

Comme renseignements économiques, nous nous bornons à dire que, relativement à la lactose ou sucre de lait, les divers laits forment la série décroissante:

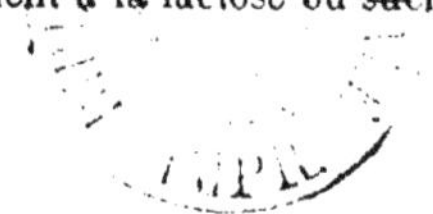

Celui de jument, ânesse, chèvre, vache, brebis et femme (¹).
Par rapport à la richesse crémeuse :
Brebis, chèvre, vache, femme, ânesse et jument;
Par rapport à la quantité de fromage :
Brebis, chèvre, vache, ânesse, femme et jument ;
Par rapport à la quantité de petit-lait :
Ânesse, femme, jument, vache, chèvre et brebis.
Nous résumons, dans un tableau synoptique, les proportions des éléments qui composent les différents laits.

Composition du lait.

Sur 100 grammes de lait pur, on trouve en grammes les éléments suivants :

ÉLÉMENTS.	FEMME.	VACHE.	CHÈVRE.	BREBIS.	ANESSE.	CAVALE.
Eau..............	89,5	86,4	85,6	81,0	90,5	89,3
Substances azotées....	3,2	4,3	4,5	8,0	1,7	1,6
Lactose	3,7	5,2	5,8	4,5	6,4	8,8
Beurre............	3,3	3,7	4,0	6,4	1,3	0,2
Sels et substances aromatiques.	0,3	0,4	0,1	0,1	0,1	0,1

La richesse crémeuse du lait de la même vache décroît un peu, de saison en saison, dans l'ordre suivant : automne, printemps, hiver et été.

Le lait de chèvre, plus doux que celui de vache, a une odeur peu agréable, mais le beurre en est ferme, doux et assez bon ;

Le lait de brebis, que l'animal fournit à raison de 3 ou 4 décilitres par jour, fournit un beurre qui se rancit facilement, et d'excellent fromage, tel que celui de Roquefort ;

Le lait de femme fournit aux Tartares du beurre, du fromage, ainsi qu'une liqueur qui leur sert de boisson et dont ils tirent une sorte d'essence aromatique au moyen de la distillation.

Conservation du Lait.

35. Les *nouveaux* animaux lactifères que l'on cherche à naturaliser en Europe, comme le yack, ouvrent de nouvelles séries à étudier. Presque tous les laits renferment simultanément du sel marin, des phosphates de chaux, ou de fer, ou de magnésie et de soude ; des traces de soufre, ainsi que des huiles essentielles ou matières carbonées qui leur donnent des couleurs et des goûts différents et des aromes divers. Tout le monde sait qu'on peut ôter le goût parfois désagréable du lait que l'on vient de tirer, en faisant boire de l'eau fraîche à la vache une heure avant la traite ; et que, pour conserver longtemps le lait en état de fraîcheur, il suffit de remplir complétement avec du bon lait, tiré depuis une heure au plus, une bouteille très-propre, bouchée de telle sorte que le bouchon vienne toucher le lait, et que l'on plonge pendant un quart d'heure dans l'eau bouillante. On peut encore conserver au lait toute sa fraîcheur pendant un jour en plongeant dans de l'eau fraîche le vase qui contient ce lait, et en couvrant ce vase d'un linge entretenu mouillé d'eau pure.

36. Ajoutons enfin qu'on peut conserver indéfiniment du lait en tablette, en faisant évaporer au bain marie du bon lait jusqu'à ce qu'il soit réduit en une poudre sèche, qui, délayée avec de l'eau mêlée avec de l'essence de vanille ou de cannelle, donne une liqueur agréable analogue au lait.

(¹) Nous demandons bien pardon à notre lectrice (si toutefois cet article est honoré d'un regard du *beau* sexe) de nous conformer à la nature, en regardant ici la femme comme une puissance lactifère ; au surplus, l'homme n'est qu'un animal *raisonnable*. La définition a bien voulu *généraliser* l'application du dernier adjectif.

Les Indiens pratiquent le procédé suivant: ils font cailler instantanément du bon lait qui vient d'être extrait, en le versant dans un vase bien propre et frotté avec du thym sauvage et du serpolet ; puis, quand le lait est bien caillé, ils le mettent dans un sac de toile claire qu'ils suspendent à l'ombre et dans lequel le lait, en s'égouttant, devient dur comme une pierre ; en tournant le sac comme une fronde, on facilite sa solidification. Ce lait solide est facile à transporter, se conserve longtemps au frais sans altération ; et, pour s'en servir, il suffit de le délayer dans de l'eau pure.

Le lait est (comme l'œuf) un des aliments les plus complets parmi ceux que la nature prévoyante a préparés pour les premiers jours de la vie animale, car il renferme : 1º des substances carbonées (le beurre) qui servent à la confection des tissus musculaires et à l'entretien de la chaleur du corps; 2º des substances azotées (le fromage) qui contribuent à la formation et à la réparation des organes du corps, et qui sont mêlés à des substances aromatiques qui provoquent le goût et l'appétit; 3º des sels alcalins et de l'oxyde de fer pour la constitution du sang de l'animal, et 4º des phosphates de chaux, de magnésie, de soude, etc., pour la confection de la charpente osseuse du jeune animal allaité.

Dans un prochain article nous terminerons notre essai sur le lait étudié au point de vue de l'alimentation quotidienne, en renvoyant aux ouvrages d'économie domestique pour ce qui regarde la bonne tenue d'une laiterie et la préparation du beurre et du fromage, industries utiles qui donnent naissance à un grand nombre d'observations importantes et d'applications lucratives.

IV.

> Il est utile d'étudier au moins deux fois chacun des phénomènes de la nature, une fois pour s'instruire soi-même et une fois pour instruire les autres.

* 11e QUESTION.

37. *Graduer le flotteur d'un lactomètre avec une petite quantité de lait normal que l'on mélange avec de l'eau pure, mais sans enlever la crème.*

Dans le procédé de graduation que nous avons indiqué au nº 13, nous avons supposé qu'on n'épargnait pas la quantité du lait normal essayé ; mais on peut opérer plus économiquement en n'employant qu'une *petite* quantité de bon lait que l'on mélange avec de l'eau dans des proportions déterminées. La question se réduit alors à un problème de calcul.

Pour la résoudre, plaçons le lait normal dans une éprouvette cylindrique à axe vertical, et prenons pour unité de volume celui du lait arrêté à une hauteur mesurable en millimètres, hauteur que nous appellerons généralement H. Remarquons qu'en vertu d'un théorème connu en géométrie, les volumes du liquide renfermé dans l'éprouvette varieront proportionnellement à leur hauteur dans l'éprouvette, de sorte que dans le calcul on peut remplacer les mesures des volumes par celles des hauteurs de ces mêmes volumes, et adoptons le millimètre pour unité linéaire.

Cela posé, marquons 0 sur l'échelle du flotteur quand il n'y a point d'eau pure dans le lait normal, et marquons 1 quand l'éprouvette ne contient que de l'eau pure ; puis appelons *titre* d'une masse de lait mélangé d'eau, le rapport du volume de lait pur que renferme le mélange au volume total de ce mélange.

Par exemple, quand nous dirons que le titre d'un lait est 2/3, cela signifiera que chacun des litres de ce lait renfermera les 2/3 d'un litre en lait pur.

Il suit de la définition du titre d'un volume de lait mélangé, que pour avoir la quantité de lait pur renfermé dans ce volume, il faut multiplier le titre par le nombre de litres du même volume.

La question que nous avons à résoudre revient alors au problème suivant :

PROBLÈME.

38. *Un mélange homogène de lait et d'eau pure est à un titre exprimé par la fraction $\frac{a}{b}$; quel nombre x de millimètres faut-il enlever sur la hauteur H du cylindre de liquide de l'éprouvette, pour qu'en remplaçant la quantité du lait enlevée par de l'eau, de manière à rétablir la hauteur primitive H du liquide, on fasse descendre à la fraction $\frac{c}{d}$ le titre du lait mélangé dans l'éprouvette ?*

La hauteur $(H-x)$ du premier lait, qui doit rester dans l'éprouvette avant qu'on y verse de l'eau pure, est l'élément qui nous intéresse ici.

Pour la trouver, nous dirons : Si chaque unité de hauteur du premier liquide renferme $\frac{a}{b}$ de lait pur, les $(H-x)$ unités de hauteur renfermeront $(H-x)\frac{a}{b}$ de lait pur. Maintenant, si on rétablit avec l'eau pure la hauteur primitive H, chacune des unités de hauteur ne renfermera alors, après le nouveau mélange, que $\left(\frac{H-x}{H}\right)\frac{a}{b}$ en lait pur, et comme on exige que ce nouveau titre soit descendu à $\frac{c}{d}$, on aura la relation $\left(\frac{H-x}{H}\right)\frac{a}{b}=\frac{c}{d}$, d'où l'on déduit $x=\frac{H(ad-bc)}{ad}$, ou plutôt $(H-x)=H\times\frac{b}{a}\times\frac{c}{d}$; résultat que l'on peut formuler en disant : *Pour avoir la hauteur $(H-x)$ du premier mélange qu'il faut laisser dans l'éprouvette avant d'y verser de l'eau, il faut multiplier la hauteur primitive et totale du liquide de l'éprouvette par la valeur inverse du premier titre que l'on veut affaiblir, et par la valeur directe du titre inférieur que l'on veut obtenir.*

39. On peut encore résoudre ce problème en le ramenant à cette règle de trois : Sachant que le titre d'un volume de lait varie en raison inverse de ce volume, quand on le fait varier lui-même en y versant de l'eau pure, on demande quel titre $\frac{c}{d}$ aura le volume H quand le volume $(H-x)$ possède le titre $\frac{a}{b}$?

On aura la proportion $H-x : H :: \frac{c}{d} : \frac{a}{b}$, d'où l'on déduit $(H-x)=H.\frac{c}{d}.\frac{b}{a}$; ce qui s'accorde avec le premier résultat.

40. Pour donner un exemple de la traduction en nombres de la formule obtenue, supposons que le titre du mélange, au commencement de l'opération, soit $\frac{3}{4}$ et qu'on veuille l'abaisser à $\frac{1}{2}$, et admettons que la hauteur totale H, à laquelle on ramène toujours la colonne liquide, soit de 200 millimètres. On posera dans la formule $a=3$, $b=4$, $c=1$ et $d=2$, et on obtiendra $(H-x)=200\times\frac{1}{2}\times\frac{4}{3}=133$ millimètres et $x=67$ millimètres ; c'est-à-dire qu'il faudra enlever 67 millimètres du premier mélange et laisser 133 millimètres dans l'éprouvette qu'on remplira ensuite avec de l'eau pure, de manière à ramener la hauteur totale à 200 millimètres, pour obtenir du lait au titre de $\frac{1}{2}$.

Si, en commençant, le lait est pur, on fera $a=1$ et $b=4$, et alors on trouvera que pour avoir les titres $\frac{3}{4}$, $\frac{1}{2}$ et $\frac{1}{4}$, il faudra laisser successivement dans l'éprouvette 150, 133 et 100 millimètres de hauteur.

40 bis. *Remarque.* On peut encore présenter la relation des hauteurs et des titres du lait mélangé dans l'éprouvette cylindrique à volume constant, de la manière suivante :

PROBLÈME.

On a enlevé la fraction $\frac{H}{V}$ d'une certain volume H de lait pur qu'on a remplacé par de l'eau, de sorte que l'éprouvette renferme un volume H de lait possédant un titre exprimé par $\frac{V-1}{V}$. On retire alors la fraction $\frac{1}{K}$ de ce volume H, et on demande 1° ce qu'on retire en lait pur, et 2° le titre T que possédera le lait de l'éprouvette, quand on aura rétabli le volume primitif H de liquide avec de l'eau pure.

Pour résoudre la question, remarquons que chaque unité de volume renfermant en lait pur la fraction $\frac{V-1}{V}$, quand on prendra la fraction $\frac{1}{K}$ du même volume, on prendra, dans chaque unité de volume, la quantité $\frac{V-1}{VK}$ de lait pur ; par conséquent, la quantité de lait *pur*, retiré en dernier lieu, sera représentée par l'expression $H\left(\frac{V-1}{VK}\right)$; et alors le reste R du lait pur de l'éprouvette sera exprimé par la relation $R = H\left[\frac{V-1}{V} - \frac{V-1}{VK}\right]$, ou par $R = H \times \frac{(V-1)(K-1)}{VK}$, et par conséquent le titre demandé $\frac{R}{H}$ sera exprimé par la relation $T = \frac{(V-1)(K-1)}{VK}$.

Application. Le titre d'un volume H de lait est $\frac{3}{4}$; on enlève les $\frac{33}{100}$ de ce volume H, et on les remplace par de l'eau pure ; quel est le titre de ce dernier mélange ?

Ici $V = 4$ et $K = \frac{100}{33}$; donc le titre $= \dfrac{3.\frac{67}{33}}{4.\frac{100}{33}} = \frac{201}{400} = \frac{1}{2}$ à très-peu près.

12e QUESTION.

40. *Combien de centimes doit équitablement valoir un litre de bon lait ordinaire vendu dans une ville telle que Grenoble, dont la banlieue, garnie de fermes laitières, est peu distante du centre de la ville ?*

Pour répondre à cette importante question pratique, qui est d'une utilité quotidienne, nous croyons pouvoir poser ce précepte : « Une vache qui produit
» pour un franc de *bon* lait par jour, couvre tous les frais d'élevage, d'entre-
» tien et de risques de mort, depuis sa naissance jusqu'à sa vente au boucher,
» et la vente de son lait, à raison de 15 centimes le litre, procure *plus* de 40 pour
» cent de bénéfices annuels à son propriétaire. »
Administrons la preuve de notre assertion.

Pour nous placer dans les circonstances les plus désavantageuses au vendeur de lait et par suite les plus favorables à l'acheteur habitant la ville, écartons le lait exceptionnel de montagne qui peut fournir jusqu'à 57 grammes de beurre par litre, et prenons comme *bon lait de ville* celui qui peut et doit fournir ici 34 grammes de beurre, puis cherchons la valeur commerciale que ce litre doit avoir équitablement quand il est rendu en ville.

Un fermier intelligent doit choisir de préférence une jeune vache portant à un haut degré les marques du système Guenon, et avoir soin de la prendre parmi les sujets de la race hollandaise ou, ce qui vaut mieux ici, de la race Schwitz, qui fournissent de 25 à 30 litres de lait par jour pendant la plus grande partie de l'année. Mais au lieu de prendre tout de suite une vache adulte, achetée dans une de nos vacheries de montagne où tous les frais sont considérablement moindres, et capable de fournir immédiatement 10 ou 12 litres de bon lait par jour, quand elle est nourrie par 10 kilogrammes de bon fourrage, moitié sec et moitié vert [combinaison qui est beaucoup plus rationnelle], plaçons-nous dans l'hypothèse la plus compliquée et la plus défavorable au vendeur de lait, tout en remarquant que les chiffres que nous venons de citer sont fournis par des expériences qui ne laissent place à aucune contradiction sérieuse pour notre localité ; pour cela, supposons qu'un veau femelle vienne de naître et que la vache qui le nourrit mange 10 kilogrammes de fourrage par jour pendant une année d'allaitement.

Le veau, arrivé à un an, revient déjà à 200 fr. au plus, prix du fourrage consommé par la mère et de la double prime d'assurance sur la vie des deux animaux. Deux années nouvelles s'écoulent et la génisse coûte encore 300 fr. de plus au fermier pour son alimentation sans profit pour l'éleveur et pour sa prime d'assurance. A trois ans, la jeune vache devient mère, et comme son veau fournit une valeur à peu près équivalente à la dépense de nourriture de la vache, nous croyons nous tenir dans les bases les plus désavantageuses au fermier, en disant que la vache lui coûte 500 francs de frais et 25 fr. d'intérêt pour un an, de ce capital déboursé, avant d'arriver, à la fin de la quatrième année, à l'état *d'usine à lait* ou d'animal lactifère.

Voilà donc une vache laitière qui représente un fond de roulement de 525 fr. exigeant 27 fr. d'intérêt annuel et 13 fr. d'honoraires pour le vétérinaire et pour prime d'assurance, c'est-à-dire occasionnant au fermier une dépense annuelle de 40 fr. d'intérêt ou plutôt d'escompte, quand elle commence à fournir 10 litres de bon lait à la vente quotidienne.

Exagérons les chiffres toujours au détriment du fermier, et portons à 100 fr. l'intérêt annuel de *l'usine* qui consomme pour 200 fr. d'aliments, ce qui donne une dépense annuelle de 300 fr. au plus, que le lait doit couvrir pour mettre le fermier au pair de toutes ses dépenses et de tous ses risques, y compris les trois mois de perte de lait que le fermier peut éprouver tous les deux ans aux environs du part ou vélage et que compense largement la vente du veau. Admettons qu'au bout de dix ans d'exploitation la vache perde 225 fr. sur sa première valeur et que sa vente au boucher ne produise que 300 fr. de remboursement, alors le problème actuel revient à cette question d'arithmétique :

42. *Une* usine *qui produit au moins 10 litres de bon lait par jour pendant 10 ans d'exploitation, coûte 525 fr. de première mise de fonds ainsi que 300 fr.* *d'entretien annuel, et elle perd 25 fr. chaque année sur sa valeur foncière. On demande la somme qu'elle doit rapporter chaque jour à son propriétaire, pour que celui-ci gagne chaque année au moins 40 pour cent dans son exploitation assurée.*

L'usine revient à peine à 550 fr. qui doivent produire au plus 55 fr. d'intérêt pour fournir le 10 pour cent au propriétaire. Ajoutons les 300 fr. d'entretien annuel et nous arrivons au chiffre de 355 fr. ; mettons 365 fr., et nous conclurons que la vache doit fournir pour 1 fr. de lait par jour, ce qui démontre notre précepte énoncé plus haut. Or, la vache fournit, dans notre pays, au moins 10 litres de bon lait par jour ; par conséquent chaque litre de bon lait ne doit valoir équitablement que 10 centimes. A ce taux, le fermier est payé de tous ses frais et risques, *malgré les circonstances les plus désavantageuses à ses intérêts personnels.*

Cela posé, remarquons qu'en vendant à raison de 15 centimes le litre les 10 litres quotidiens de lait, le fermier gagne 50 centimes par jour, ou 180 fr. par an. Il en résulte qu'un fonds de 225 fr., qui est censé perdu au jour de la vente au boucher, mais qui a réellement été remboursé en 10 ans au fermier, lui procure 180 fr. de bénéfice annuel, ce qui revient à dire qu'il gagne plus du 70 pour cent. On voit maintenant si nous étions dans le vrai en affirmant, au début de notre étude, que le fermier gagnait *plus* du 40 pour cent.

On pourrait peut-être objecter que la fermière *perd* sa matinée pour venir vendre son lait en ville, et qu'il en résulte une déduction notable à faire sur le chiffre des recettes.

Pour réduire à néant cette objection apparente, remarquons que la majorité des laitières a sa vente assurée auprès des familles ou des cafés qu'elles servent sans perte de temps par abonnements annuels, et qu'elles apportent en outre au marché des œufs, des légumes, de la volaille et des fruits qui les dédommagent amplement du temps prétendu perdu. Il est facile d'établir que ce temps, qui est d'autant plus court que les fermes sont situées près de la ville ou dans la banlieue, ainsi que nous l'avons considéré, est précisément celui où les fermières gagnent le plus en travaillant le moins, et que pendant l'immense majorité des jours de l'année, elles se trouvent ainsi beaucoup mieux payées par les bénéfices recueillis en ville que par les travaux de l'exploitation agricole, travaux qui sont faits d'ailleurs dans la seconde partie de la journée.

Il est prudent de faire obstacle à cette tendance à une hausse exagérée dans les prix des subsistances de première nécessité, dont les valeurs menacent de dépasser les ressources des travailleurs des villes.

43. En tenant un juste compte du rapport du chiffre des salaires des travailleurs de la ville au chiffre légitime de la vente du bon lait, on a le droit de prendre les conclusions suivantes :

1° Tout litre de lait qui ne fournit pas au moins 40 grammes de crème, capable de donner 34 grammes de beurre, doit être écarté de la vente sur nos marchés municipaux ;

2° Tout litre de bon lait vendu au prix de 10 centimes, rémunère largement le fermier à raison de plus du 10 pour cent de bénéfices annuels, tout en le couvrant de toutes ses dépenses et de tous ses risques ;

3° Tout litre de bon lait ne doit pas être vendu en ville plus de 15 centimes ; et à ce taux élevé, il procure au fermier un bénéfice annuel de plus de 40 et même de 60 pour cent, et cela pour une industrie facile qui a plus de chances heureuses et moins de peine et de risques que les industries urbaines qui travaillent pour la rémunérer.

44. Nous recommandons ces conclusions motivées à l'autorité municipale, qui ne doit pas craindre de voir diminuer l'approvisionnement du lait, en réglant sa vente sur un taux moins usuraire ; car la vente du lait en nature procure beaucoup plus de bénéfices au fermier [comme il est facile de le calculer] et moins de peine que la vente du beurre et du fromage blanc que ce lait peut produire. Enfin, nous ajouterons que les laits énervés par l'écrémage, ou le mélange frauduleux de l'eau mise par la fermière ou la mauvaise nourriture de la vache, devraient au moins subir une réduction *proportionnelle* à la perte de leur crème, ou plutôt ces laits devraient être versés sur la voie publique, et les vendeurs punis d'amende et condamnés à quelques jours de méditation dans une maison cellulaire.

45. Nous renfermons sous ce titre le programme de quelques questions que nous proposons aux chercheurs de choses utiles à la société :

1° Trouver un moyen commode et peu dispendieux de séparer, sinon instantanément du moins très-rapidement *toute la crème* d'une masse de lait ;

2° Trouver le genre d'alimentation, c'est-à-dire l'ensemble des végétaux, soit du pays, soit importés de l'étranger, qui favorisent le plus dans nos contrées la production de la crème et du beurre, sans porter atteinte à la santé des vaches, et étudier les influences des saisons et de la température sur cette puissance de production. Indiquer les végétaux qui rendent le lait vénéneux ou contraire à la santé et les remèdes convenables ;

3° Trouver un moyen facile d'entretenir au degré maximum la puissance lactifère d'une vache, sans l'assujettir à faire un veau tous les deux ans ;

4° Etudier l'organisation d'un système facile et efficace de contrôle municipal, pour constater rapidement la bonne qualité du lait vendu en ville, et de manière à empêcher la fraude après le passage de l'octroi ;

5° Etudier les moyens de faire prendre pour base des marchés relatifs aux fournitures de lait, la quantité de crème que l'on en obtiendrait, et déterminer le prix normal qu'un litre de lait devrait procurer *légitimement* au vendeur, dans un rayon déterminé de chaque ville, en se réglant sur la richesse du lait en crème ou en beurre.

46. En suivant cette base de vente, nous croyons que les fermiers auraient de l'intérêt à augmenter, par leurs soins combinés avec l'emploi judicieux de rations étudiées et bien appropriées, la richesse crémeuse du lait. De plus, les mélanges frauduleux deviendraient alors inutiles, car jusqu'à présent on n'a encore constaté, dans les laits vendus sur les marchés publics, aucune altération produite par quelque matière grasse, apte à simuler la crème. Cependant cela pourrait bien arriver un jour, car les industries coupables paraissent faire plus de trouvailles que les industries honnêtes. Aussi il est utile que la vigilance et le savoir de l'autorité administrative soient toujours au niveau de son devoir envers la société qui marche sans cesse.

Fondation d'une Ecole municipale de Technologie.

47. Si nous possédions à Grenoble *une école d'arts et métiers du second ordre, par exemple,* convenablement montée en ateliers et laboratoires si utiles, telle que nous en avons indiqué l'organisation sérieuse dans *notre brochure* publiée en 1857 et relative à l'*Enseignement professionnel,* non-seulement les jeunes gens qui se destinent à l'agriculture y trouveraient une préparation efficace et capable de bien les renseigner sur tous les produits du sol dauphinois, mais encore les propriétaires pourraient *y faire mettre à l'étude ou en expérimentation* un grand nombre de recherches agricoles utiles ou des questions intéressantes que la nature présente chaque jour aux méditations de l'homme intelligent et intéressé à les connaître. Ajoutons que si cette *école technologique* renfermait, dans son musée agronomique, une collection *étudiée* de tous les produits agricoles du pays, savoir des échantillons bien classés de toutes les céréales cultivées dans notre zone, de toutes les terres à exploiter, des engrais à employer le plus avantageusement, [comme le frère Ogerin, de la doctrine chrétienne, vient de le faire pour le département du Jura, ainsi que nous l'avons constaté, avec le plus grand intérêt, à la dernière Exposition nationale d'agriculture de Paris] notre ville posséderait alors les véritables éléments de l'instruction agricole qui doit être donnée aux jeunes gens. Ajoutons encore que si, pour chaque trimestre, cette sorte d'*académie professionnelle* publiait un bulletin contenant les résultats de ses expériences et de ses recherches *sur toutes les questions proposées par les propriétaires agriculteurs du pays,* en insistant sur les meilleurs choix des végétaux à cultiver et des animaux, ces *fabriques d'engrais,* ainsi que sur les méthodes de cultures les mieux appropriées à notre région, et cela tout en recueillant tous les renseignements utiles, nous, hommes faits, qui avons charge d'âme et de corps, nous remplirions beaucoup mieux nos devoirs d'instructeurs et d'éducateurs à l'égard des générations qui nous suivent dans les sillons difficiles de ce monde.

48. Remarquons de plus que les chercheurs, qui n'ont pas les moyens pécuniaires de se procurer tous les instruments nécessaires, pourraient, moyennant une modique rétribution fixée par l'autorité municipale, pénétrer dans les laboratoires de la véritable école technologique que nous appelons de tous nos vœux à Grenoble, et faire là des expériences d'une grande utilité, par exemple : des études avec *l'alcoomètre* de Gay-Lussac, pour apprécier la puissance alcoolique des vins et des spiritueux (les vins ordinaires du département de l'Isère contiennent environ le 8 pour cent de leur volume en alcool pur, tandis que les vins du Midi contiennent le 12 et même le 14 pour cent; les vins d'Espagne atteignent jusqu'au 22 pour cent) ; avec *l'alcalimètre,* pour les soudes; avec *l'acétimètre,* pour les vinaigres ; avec *l'aleuromètre* de Boland, pour le rendement des diverses farines en pain de différentes qualités; avec *l'oléomètre* de Lefèvre, pour apprécier la valeur et l'état de pureté des huiles; avec *le saccharimètre* de M. Soleil, pour évaluer la quantité de sucre cristallisable contenu dans les divers sucres du commerce, dans les sirops et les fruits, etc.

Ajoutons enfin que si on professait, dans l'amphithéâtre de cette véritable école technologique, *un cours public d'hygiène raisonnée et de pharmacie populaire,* les générations qui nous suivent se souviendraient avec une double reconnaissance de la sollicitude de leurs pères pour préparer leur bien-être et pour assurer à notre patrie la seule et vraie gloire de ce monde d'un jour, celle qui a pour but de diriger les plus nobles facultés de l'homme vers la plus utile des choses honnêtes : la conquête légitime du bien-être physique et moral, par l'exercice de l'intelligence et de l'activité de l'esprit humain.

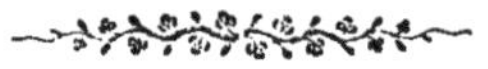

CODE FORESTIER, suivi de l'ordonnance d'exécution et d'une Table alphabétique et analytique des matières. — 1 vol. in-32, gros caractères .... 50 cent.

CODE-FORMULAIRE DE LA GARDE NATIONALE ET DES SAPEURS-POMPIERS, contenant toute la législation antérieure au 2 décembre 1852; toute celle postérieure à cette date; et enfin tous les documents officiels, lois, décrets, etc., relatifs aux *Sapeurs-Pompiers* et à la création de *caisses municipales* de secours et pensions à leur accorder, ainsi qu'à leurs veuves et enfants; — 1 vol. in-8°, contenant la matière d'un fort vol. .... 1 fr. 50

CODE DE LA GENDARMERIE, ou Décret du 1er mars 1854, portant règlement sur l'organisation et le service de la gendarmerie, savoir : les dispositions réglementaires du service et les rapports avec les autorités civiles et militaires, suivi d'une Table analytique des matières. — In-8°, tiré à très-petit nombre, prix .... 2 fr.

CODE DES INSTITUTEURS PRIMAIRES. — 1 vol. in-8° .... 1 fr. 50

CODE DE L'ORGANISATION ET DES ELECTIONS MUNICIPALES, annoté de l'Exposé des motifs, du Rapport de la commission, de la Jurisprudence et des Instructions ministérielles, contenant : la Loi sur l'organisation municipale, du 5 mai 1853; — le Titre II. concernant les électeurs et les listes électorales, du décret organique du 2 février 1852, et le Titre Ier, concernant la révision des listes électorales, du décret du même jour; — le Tableau synoptique des incapacités prononcées par le décret organique du 2 février 1852; — le Décret du 22 juin 1855, relatif aux élections pour le renouvellement intégral des conseils municipaux; — la Circulaire du ministre de l'intérieur, du 24 juin 1855, contenant des instructions relatives aux nouvelles élections; terminé par une Table alphabétique et analytique. Précédé de l'Histoire des communes, par la commission chargée du rapport sur la loi. 1 vol. in-8°, prix .... 1 fr. 50

CODE - FORMULAIRE DES PATENTABLES, contenant : 1re partie, l'instruction générale de la direction générale des contributions directes sur les patentes; — 2e partie, résumé des lois, règlements et décisions concernant la présentation, l'instruction et le jugement des réclamations en matière de contributions directes; — 3e partie, la législation qui régit les commerces, industries et professions qui sont réglementés. — (Sous presse).

CODE-FORMULAIRE DES PENSIONS CIVILES, ou Manuel des fonctionnaires soumis à la retenue et ayant droit à la pension de retraite, contenant : la Loi du 9 juin 1853, annotée, et précédée d'une Notice historique; — le Décret du 9 novembre 1853; — les Circulaires ministérielles sur cette législation, et les Tableaux y annexés; — une Circulaire de M. le receveur général de l'Isère, portant instruction sur le nouveau service de la rétribution scolaire et sur les retenues opérées, avec 56 modèles de mandats de paiement, faisant suite à *l'Agenda des receveurs municipaux.* — 1 vol. in-8°, prix................... 1 fr. 50

CODE-FORMULAIRE DE LA POLICE DU ROULAGE ET DES MESSAGERIES, ET DE L'IMPOT SUR LES VOITURES PUBLIQUES, contenant: tous les Documents officiels sur cette importante matière, annotés; — la Corrélation des articles de la loi avec ceux du règlement; — la Législation et la Jurisprudence annotées, relatives à l'assiette de l'impôt; — le Tableau synoptique et alphabétique des contraventions; — 23 Formules de procès-verbaux; — enfin, une Table chronologique et une Table analytique et alphabétique. — 1 vol. in-8°,

prix........................... 1 fr. 50

TABLEAU SYNOPTIQUE ET ALPHABETIQUE DES CONTRAVENTIONS A LA POLICE DU ROULAGE, présentant au premier coup d'œil, pour chaque contravention possible, l'article de la loi qui la détermine et celui qui la punit, la peine encourue et la juridiction qui prononce. — Ce Tableau est imprimé en forme de placard. — Une feuille et demie in-plano. 1 fr.

CODE - FORMULAIRE DU POSSESSEUR DE CHIENS et D'ANIMAUX NUISIBLES OU INCOMMODES, contenant : 1° La Loi, le Décret et les Instructions des ministres de l'intérieur et des finances, du directeur de la comptabilité générale et du directeur général des contributions directes, et leurs modèles relatifs à l'impôt sur les chiens; avec ANNOTATIONS et CITATIONS ENTIÈRES des documents officiels nécessaires pour l'interprétation et l'exécution de la Loi et du Décret; — Avec Formules des Actes à accomplir en la matière, notamment par les Maires, Percepteurs et Receveurs municipaux; — Avec Indication officielle de la Marche à suivre pour les Réclamations contre l'impôt; — Enfin, avec Modèles des Pétitions à présenter, des Réserves pour se pourvoir et des Pourvois à former devant le Ministre ou le Conseil d'Etat : 2° la Législation et la Jurisprudence relatives aux mesures dont les chiens et les animaux nuisibles ou incommodes doivent être l'objet dans l'intérêt de la sûreté, de la sécurité et de l'hygiène publiques, précédées de la Législation textuelle qui confère aux Maires le pouvoir de réglementer ces matières, suivies de Modèles et de Formules d'Arrêtés à prendre à ce sujet, et de Formules de Procès-verbaux à dresser pour constater les contraventions, et terminées par une Table chronologique des actes officiels, et d'une Table analytique des matières renfermées dans l'ouvrage; par la rédaction de la *Bibliothèque municipale.* — 1 vol. in-8° .... 1 fr. 50

CODE-FORMULAIRE DE LA TAXE SUR LES CHIENS, contenant (1re partie): la loi et le décret relatifs à cette taxe; des notes et commentaires, et citations des documents officiels nécessaires pour l'interprétation et l'exécution de la loi et du décret, la classification précise des chiens dans la 1re ou dans la 2e classe, et des formules; — (2e partie), la jurisprudence du Conseil d'Etat renfermant 94 arrêts sur diverses questions de classement des chiens ou de paiement de l'impôt, annotés d'observations sur les chiens assimilés aux chiens de chasse, les chiens de petite taille, les chiens d'infirmes, les chiens impotents; — sur la nécessité des chiens de garde dans les lieux populeux; — sur les chiens tenus à l'attache; — sur la loi due aux déclarations; sur la question de savoir si un maire a qualité pour se pourvoir contre un arrêt du conseil de préfecture qui décharge un contribuable. — Par la rédaction de la *Bibliothèque municipale.* — In-8°. 1 fr.50

CODE DE LA POSTE AUX LETTRES DANS LES RAPPORTS DE LA POSTE AVEC LE PUBLIC; contenant les tarifs des lettres simples, des imprimés et échantillons, et des chargements, ainsi que la législation, instruction et avis concernant ces matières; par la Rédaction de la *Bibliothèque municipale.* — Prix, rendu franco dans toute la France.................. 50 c.

Edit. de luxe, dorée sur tranche 75

CODE-FORMULAIRE DU RECRUTEMENT en ce qui concerne l'engagement, le rengagement et le remplacement sans ou avec prime, comprenant : toutes les dispositions législatives qui régissent ces contrats, classées par ordre méthodique et résumées dans un tableau synoptique; — les lois, ordonnances et décrets qui régissent ces matières ou s'y rapportent; — l'indication des pièces à produire par les jeunes gens pour l'accomplissement des contrats ; — les formules de ces pièces et des actes à passer, — terminé par une table analytique ; — Par la Rédaction de la *Bibliothèque municipale*. — Prix, rendu franco à domicile...................... 1 fr. 50

CODE-FORMULAIRE DES SOCIÉTÉS DE SECOURS MUTUELS, contenant : les Lois, Décrets, Instructions ministérielles, et Modèles, publiés par le gouvernement, pour la création de ces sociétés dans toutes les communes ; — un Précis historique de l'organisation des Sociétés MÈRES de Grenoble ; — 19 Modèles des imprimés en usage pour le roulement de ces dernières et le compte de ce qu'ils coûtent ; — le Devis des dépenses d'agencement d'une salle de réunion ; — le Plan de la distribution de la salle ; — enfin, les Statuts et le Règlement intérieur de la Société de secours mutuels de Paris présidée par M. Troplong. — Publication du présent Code approuvée par la commission supérieure instituée au ministère de l'intérieur. — 1 vol. in-8°, prix. 1 fr. 50

CODE DE LA VOIRIE de la ville de Grenoble. — In-8°, prix...................... 1 fr.

Ouvrages spéciaux.

AGENDA POUR LES RECEVEURS MUNICIPAUX, suivi de **Notes** complémentaires pour les receveurs spéciaux. — 1 vol. in-8°, grand raisin, prix...................... 8 fr.

L'*Agenda* est l'ouvrage sur la **comptabilité communale et hospitalière** le plus complet, le plus commode qui existe ; il est la **codification** de cet important service par **ordre méthodique de matière**, par **ordre chronologique**, et par **ordre analytique et alphabétique**, depuis les principes les plus relevés jusque dans les plus petits détails matériels.

Quoique publié sous le titre de jurisprudence du conseil de préfecture de l'Isère, l'*Agenda* convient aux **ordonnateurs, comptables et juges** de tous les départements. En effet, dès lors que ce Recueil reproduit la législation et la **jurisprudence** qui règlent la comptabilité municipale et hospitalière, il est à l'**usage de la France entière**.

Nous pouvons même affirmer qu'il est indispensable à tous les ordonnateurs, payeurs, juges et fonctionnaires administratifs, puisque c'est le **CHOIX** des dispositions officielles **actuellement en vigueur**, extraites de plus de 300 documents, lois, décrets, ordonnances, arrêts, etc., etc., publiés depuis 1790 jusqu'en mars 1856 : documents contenant des milliers de prescriptions qui se confirment, se modifient ou se détruisent les unes les autres.

On conçoit les services que rend ce travail, fruit de plus de 20 ans de recherches et de pratique, qui vous reporte pour les solutions d'une question quelconque à la règle qu'on a instantanément sous les yeux et qu'il ne reste qu'à appliquer. C'est la **certitude** qui succède au doute quand il y a examen. Hors l'*Agenda*, point d'unité, point d'harmonie, puisque les praticiens, en présence d'immenses documents inabordables, n'ont généralement pour guide que leur plus ou moins d'expérience.

Nous ajouterons que l'*Agenda* contient encore beaucoup de solutions qui résultent de la combinaison de diverses dispositions entre elles, solutions qui ne se trouvent textuellement nulle part. Tel est l'article sur les **crédits** que les conseils de préfecture peuvent ad-

mettre comme étant de **droit**, ce qui dispense l'administration de formalités gênantes multipliées.

Cet ouvrage, enfin, est d'autant plus utile qu'il **n'existait rien de semblable**, si ce n'est, comme nous l'avons dit, les documents originaux épars dans les immenses collections des lois et décrets, des décisions ministérielles, et de la jurisprudence des tribunaux administratifs et civils.

Aussi ce travail a-t-il été honoré de deux lettres approbatives de M. le Directeur de la comptabilité générale du ministère des finances, et a-t-il valu à son auteur la distinction la plus flatteuse : il a été rendu exécutoire dans plusieurs départements, notamment dans celui du Rhône.

DES CONTRAVENTIONS, DES DÉLITS ET DES PEINES, ou législation sur les contraventions et les peines en matière de simple police, ouvrage annoté des lois corrélatives et de la jurisprudence de la Cour de cassation jusqu'à ce jour ; suivi d'un *Recueil complet de règlements de police*, par E.-M.-M. Miroir. — 2 vol. in-8°, prix...................... 13 fr.

LÉGISLATION sur les Contraventions et les Peines en matière de simple police. — Un grand placard de 2 feuilles, contenant la matière d'un in-12...................... 1 fr. 50

LOI et INSTRUCTION sur les chemins vicinaux. — 1 vol. in-8°, prix............ 1 fr. 25

LOIS D'INTÉRÊT GÉNÉRAL, comprenant : lois sur l'ordre judiciaire, portant modification des articles 692, 696, 717, 749, 779 et 838 du Code de procédure (21 mai 1858) ; sur la transcription en matière hypothécaire (23 mars 1855) ; sur les sociétés en commandite par actions (17 juillet 1856) ; sur les droits de transmission des actions et obligations de société (23 juin 1857) ; sur les usurpations de titres (28 mai 1858) ; pour garantir les villes des inondations (28 mai 1858). — Un vol. in-18, prix, rendu franco................ 50 c.

DU TIMBRE des pièces de comptabilité des communes et des établissements de bienfaisance, et par qui doivent être payés les timbres et les amendes qui s'y réfèrent, avec Tables très-détaillées. — In-8° de luxe. 2 fr. 50

TRANSCRIPTION HYPOTHÉCAIRE. — COMMENTAIRE sur la LOI du 25 MARS 1855, par M. A. Bourne, juge de paix, ancien avoué, etc., ouvrage contenant : la **Loi du 23 mars 1855**, et les **Décrets et Instructions** relatifs à son exécution ; — L'**Exposé des principes généraux** sur la matière et la solution des questions que soulèvent les dispositions définitives et transitoires de la loi ; — la **Concordance** des dispositions de cette loi avec celles de **la loi du 3 mai 1841** sur l'expropriation pour cause d'utilité publique ; — L'**Exposé des motifs**, le **Rapport** et la **Discussion** au corps législatif. — 1 vol. in-8°, prix........... 2 fr.

DES AFFOUAGES, par M. Braff, sous-chef au ministère de l'intérieur. — Cette brochure comprend les lois, la jurisprudence et les circulaires ministérielles qui régissent la matière. — In-8°, prix...................... 50 c.

DES BIENS COMMUNAUX, par le même, comprenant les lois, la jurisprudence et les circulaires ministérielles qui régissent la matière. — In-8°, prix...................... 1 fr.

AGRICULTURE.

Le SUD-EST, *journal agricole et horticole*, paraissant mensuellement à Grenoble par N°ˢ de 48 pag. in-8°, contenant la matière d'au moins 64 pages ordinaires, plus de 130,000 lettres par N°, avec planches ; prix, pour l'année, rendu franco à domicile..... 5 fr.

Ce journal est fondé sur deux idées : la première, *Centralisation des travaux des Sociétés de l'Isère, des articles de tous journaux, propres à ce département, et de tous documents officiels agricoles* ; — La deuxième, *Publicité départementale générale*. — Dans ce dernier but, le

Sud-Est est adressé gratis au principal café de chaque chef-lieu de canton du départem¹.

Cette publication, arrivée à son 7ᵉ numéro, a été prise sous les honorables patronages des *Sociétés d'agriculture de l'arrondissement de Grenoble* (à laquelle 500 exempl⁽ˢ⁾ sont actuellement fournis), *puis de Vienne*, qui a abonné ses membres et toutes les communes, *de St-Marcellin* et de la *Société d'horticulture de l'Ain*. Ces sociétés fournissent ainsi gratuitement le *Sud-Est*, qui contient toutes leurs publications, à chacun de leurs membres. — Cinq années ont paru; prix : 25 fr. — La 6ᵉ est en publication.

Petite BIBLIOTHÈQUE économique et rurale, à 25 cent.
le vol. de 36 pag. in-18, grand-raisin.

PREMIÈRE SÉRIE, EN VENTE :

Nº 1. INSTRUCTION SUR L'ÉDUCATION DES POULES, DES POULETS, DES CHAPONS ET DES POULARDES, et les moyens de la rendre lucrative par la production abondante des œufs et l'engraissement de ces volailles. — 1 volume.................................. 25 cent.

Nº 2. ÉDUCATION DES VERS A SOIE, 1ʳᵉ partie, comprenant l'éclosion des œufs, l'éducation détaillée des vers à soie, la formation et la récolte des cocons, et enfin la production et la conservation de la graine. — 1 volume.................................. 25 cent.

Nº 3. ÉDUCATION DES VERS A SOIE Tableau synoptique de toutes les opérations, jour par jour, de l'éducation des vers à soie, contenant en outre : 1º Des conseils pour réussir dans cette éducation, et le moyen de tirer un parti très-avantageux des vers rebutés ; 2º Une table analytique de toutes les matières renfermées dans le livre Nº 2. — 1 feuille in-plano pour être collée sur carton...... 25 c.

Nº 4. ÉDUCATION DES VERS A SOIE, 2ᵉ partie, contenant : — Une nouvelle méthode d'éducation abrégée de 8 à 10 jours, nommée méthode Freschi, imitée de la méthode usuelle de la Grèce, qui s'effectue en 24 jours ; — Une explication de l'éducation successive ; — Des observations sur les claies coconnières Davril ; la description de nouveaux procédés de ventilation, appelée *ventilation renversée*, suivant le système de MM. Aribert et Bouvier ; — De l'effet de diverses odeurs sur les vers à soie ; — Observations nouvelles sur la muscardine ; — De la coloration naturelle de la soie ; — De la confection des mort-à-pêche ou racines de Florence, avec des vers rebutés ; — Des races les plus productives. — 1 vol.................................. 25 c.

Nº 5. INSTRUCTION SUR LA CULTURE DU MURIER. Des diverses espèces de mûrier. — Du sol et du choix du sujet. — Du semis. — De la marcotte et sa bouture. — Des pépinières. — Des plantations. — De la greffe. — Culture des jeunes mûriers. — Mûriers nains. — Mûriers en haies. — Culture des mûriers adultes. — Récolte des feuilles. — Taille des mûriers. — Maladies des mûriers. — Du mûrier Lou. — 1 vol.................................. 25 c.

Nº 6. CULTURE ET CONSERVATION DES POMMES DE TERRE. Instruction indiquant : 1º Les recherches faites sur les causes de leur maladie, et sur les moyens de la combattre ; 2º les meilleurs procédés propres à prévenir l'invasion du mal et à en arrêter les progrès. — 1 vol.................................. 25 c.

Nº 7. MALADIE DE LA VIGNE. Instruction résumant les documents publiés jusqu'à ce jour sur l'invasion et le progrès de la maladie de la vigne, ses caractères, ses causes, et sur les divers moyens employés pour la combattre. — 1 vol.................................. 25 c.

Nº 8. PISCICULTURE. Instruction sur la fécondation et l'éclosion artificielles des œufs de poisson, et sur l'éducation du frai, suivant le procédé de MM. Gehin et Rémy, pêcheurs des Vosges. — Résultats obtenus dans le département de l'Isère. — Rapport à M. le ministre de l'intérieur par M. Heurtier, suivi de celui de M. Coste, du collège de France. — 1 volume.................................. 25 c.

Nº 9. DES ENGRAIS AZOTÉS, par M. de Gasparin, extrait par M. Gueymard, ingénieur en chef des mines. — Cet extrait contient un tableau comparatif de la puissance de 119 engrais. — 1 vol.................................. 25 c.

Nº 10. DES QUALITÉS ET DE L'USAGE DES BOIS SOUS LE RAPPORT ÉCONOMIQUE ET INDUSTRIEL, contenant, entre autres, les qualités et les défauts des bois ; leur croissance annuelle en hauteur et en circonférence ; leur pesanteur spécifique ; leur force et leur résistance ; leur corruptibilité ; leurs défauts et leurs vices ; leur usage, etc. — 1 vol.... 25 c.

Nº 11. DE LA CULTURE ET DE L'AMÉNAGEMENT DES BOIS. Effets désastreux du déboisement. — Importance de la conservation et du renouvellement des bois. — Du semis. — Plantation des bois. — Culture des bois pendant leur croissance. — Choix des arbres propres aux divers terrains suivant le climat, la nature et les diverses qualités du sol. — Aménagement des bois, bois taillis, bois de haute futaie. — Exploitation des bois. — Jardinage. — 1 vol.................................. 25 c.

Nº 12. DU DRAINAGE. Considérations générales sur la nécessité d'assainir les terres — Procédés actuels. — Du drainage. — Des tuyaux de drainage et de leur fabrication. — Des séchoirs. — Des fours. — Prix de revient. — Des terrains qu'il convient de drainer. — Dispositions à prendre. — Prix de revient du drainage. — Effet. — Encouragement. — Dispositions prises dans le département de l'Isère : par M. Félix Réal, ancien conseiller d'Etat. — 1 vol.................................. 25 c.

DEUXIÈME SÉRIE.

COURS ÉLÉMENTAIRE D'HORTICULTURE THÉORIQUE ET PRATIQUE. Ce cours formera 6 numéros, savoir : *Eléments de botanique ; — Etudes des agents qui concourent au développement des végétaux, et multiplication des arbres et arbustes ; — Culture du Jardin fruitier ; — Culture du Jardin fleuriste ou d'agrément. — Culture du Jardin maraicher.*

EN VENTE :

Nᵒˢ 13 et 14. ÉLÉMENTS DE BOTANIQUE, contenant : l'Anatomie, la Glossologie et la Physiologie végétales ; la Taxonomie botanique et la classification des végétaux : suivis d'un Tableau de classification des végétaux appliquée aux plantes les plus généralement cultivées, avec l'indication des ordres selon la méthode de M. de Candolle. — Les 2 numéros, prix.................................. 50 c.

Ces deux nᵒˢ sont épuisés ; ils se remplacent par les *Eléments de botanique*, par A. MUTEL ; ouvrage orné de 5 planches. — 1 vol. in-18. 1 fr.

Nᵒˢ 15 et 16. ÉTUDES DES AGENTS QUI CONCOURENT AU DÉVELOPPEMENT DES VÉGÉTAUX ; MULTIPLICATION DES ARBRES ET ARBUSTES, avec l'indication des soins qu'ils réclament avant leur plantation à demeure. — Agents terrestres. — Agents aqueux. — Agents atmosphériques. — De la pépinière. — De la multiplication par semis, boutures, marcottes, greffes. — De la transplantation. — Du recepage. — Du labour. — 1 vol. in-18, avec figures.................................. 50 c.

**Nos 17, 18 et 19. CULTURE DU JARDIN FRUI-
TIER ET DU VERGER.** Du choix du sol et de
la distribution du jardin fruitier et du verger.
— Des diverses espèces botaniques qui entrent
ordinairement dans la plantation d'un jardin
fruitier.—Description abrégée des principales
espèces d'arbres fruitiers, avec l'indication
des variétés les plus dignes d'être cultivées,
etc. — Plantation à demeure des arbres fruitiers; leur espacement, le sol qu'ils préfèrent,
ainsi que l'indication des principaux travaux
à faire après leur plantation. — Taille des arbres fruitiers. — Prix................ 75 c.

**N° 20. CONSERVATION DES BOIS ET ÉCOBUA-
GE**, par M. Émile GUEYMARD, ingénieur en chef,
directeur des mines, professeur, doyen à la
faculté des sciences; 1 vol.......... 25 c.

N° 21. ÉDUCATION DES POULES; extrait du
Cours de gallinoculture de M. Mariot-Didieux,
par M. BEAUFORT DE LAMARRE; suivie du chaponnage et de l'engraissement de la volaille
dans le Maine et la Bresse............ 25 c.

N° 22. ÉDUCATION DES PORCS. — Du cochon
en général. — De la porcherie. — Du verrat.
— De la truie. — Des porcelets. — Des cochons
adultes. — De leur alimentation. — De l'engraissement.—Des diverses races.—Des frais
et produits; par M. P. DE M., avec figures
.... 25 c.

N° 23. ÉTUDE SUR LES ENGRAIS COMPOSES
et sur leur utilité en agriculture. — Guano des
Alpes; nécessité des engrais; fabrication, so-
phistication, division en deux classes, composition; désinfection, effet; emploi du guano,
mode; du terreau; engrais verts; distinction
du sol pour l'emploi des engrais; quantité par
hectare; mélange du guano avec le plâtre;
mélange du sel avec le guano; action du sel
dans les engrais; vérification des engrais;
par M. DE LAVALETTE; prix............ 25 c.

Apiculture.

ANESTHESIE ou Asphyxie momentanée des
Abeilles, contenant le moyen de la pratiquer
et ses inconvénients, avec figures; par M. HA-
MET; prix...................... 40 c.

CULTURE DES ABEILLES dans une nouvelle ruche à étages, comprenant: l'histoire
naturelle de ces insectes, leurs curieux travaux et leur admirable instinct; la construc-
tion d'une ruche à étages, dans laquelle, par
des récoltes d'été, on peut se procurer du
miel parfaitement blanc; la manière de gou-
verner les ruches et les soins à donner aux
abeilles pendant l'année; la manipulation
et l'usage du miel et de la cire; calendrier
de l'apiculteur; par M. DUVERNAY aîné; 1 vol.
in-8................................ 3 fr.

PETIT TRAITÉ D'APICULTURE ou art de
soigner les abeilles, contenant des notions
succinctes de leur histoire naturelle, le gouvernement des essaims, l'emploi des ruches
les plus avantageuses, la manière de façonner le miel, la cire et l'hydromel; avec 30
figures dans le texte; par M. HAMET; prix 60 c.

Sériciculture.

ACÉTROPHIE ou **GATTINE DES VERS A
SOIE**; nouveaux et importants détails sur
cette maladie; conseils pour régénérer les
vers et se débarrasser du fléau; par M. CHAR-
REL; prix...................... 2 fr.

**ÉDUCATION RÉGÉNÉRATRICE EN PLEIN
AIR**; différentes phases de température par
lesquelles les vers à soie ont passé; degré de
dégénérescence des races élevées dans nos
pays; nouveaux et importants détails sur l'*a-
cétrophie*; mode pour connaître les papillons
sains et les malades, la bonne et la mau-
vase graine; prix.............. 1 fr.

GATTINE DES VERS A SOIE ou **Étude des
causes du fléau qui a frappé plus ou moins
les éducations de 1856;** — opinion de M. Char-
rel sur la maladie; dégénérescence du bom-
byx sericaria; causes de la dégénérescence;
régénérescence des œufs; essais d'éducations
naturelles; éducation à basse température,
etc., etc.; prix...................... 75 c.

MÉTHODE ANDRÉ JEAN. Rapport à l'académie des sciences sur le mémoire de M. André
Jean, relatif à l'amélioration des races de
vers à soie, par M. DUMAS, de l'Institut; —
prix.......................... 50 c.

PETIT TRAITÉ DE SÉRICICULTURE; éducation des vers à soie; culture du mûrier,
etc., d'après Dandolo, Matthieu Bonnafous,
Camille Beauvais, Louis Leclerc et nos meilleurs sériciculteurs, orné de 16 figures inter-
calées dans le texte; par M. HAMET; prix 50 c.
  Voir dans la *Petite Bibliothèque rurale* les
nos 2, 3, 4, 5.

Parties diverses.

ALMANACH DU SUD-EST (journal agricole
et horticole), contenant: — 1° les travaux
de chaque mois en agriculture et horticulture;
— 2° l'Éducation des porcs, par M. P. DE M.;
— 3° l'Éducation des poules d'après M. Mariot-Didieux, par M. BEAUFORT DE LAMARRE;
— 4° du Chaponnage et de l'engraissement de
la volaille dans le Maine et la Bresse, par
MM. LETRONNE et CHANEL; — 5° l'Éducation
des canards et des dindons, par M. JOIGNEAUX;
— 6° les Chevaux et les Bœufs considérés au
point de vue du travail agricole, par M. DE
RIVOIRE-LABATIE; — 7° Culture du melon, méthode Loisel, suivie de trois autres méthodes;
— 8° Défrichement des prés. — 1 vol. in-16,
prix.......................... 50 c.

DES ESCARGOTS au point de vue de l'alimentation, de la viticulture et de l'horticulture, par le docteur EBRARD; in-8°, prix 75 c.

ÉTUDE SUR L'INONDATION DE GRENOBLE
du 2 novembre 1859, avec les lignes figuratives des variations de la hauteur de l'Isère
et de la température mesurées chaque jour à
midi, par M. C. BERTRAND, membre de l'association polytechnique. — 1 vol. in-8°.. 75 c.

**FÉCONDATION ET ÉCLOSION ARTIFICIEL-
LES DES ŒUFS DE POISSONS**, et de l'éducation du frai, suivant le procédé de M.
Rémy et Gehin, pêcheurs des Vosges, d'a-
près les renseignements fournis par M. Gehin, recueillis et mis en ordre par C.-E. P.
GODENIER, pêcheur; prix............ 1 fr.

INSTRUMENTS ET PROCÉDÉS AGRICOLES,
inventés ou perfectionnés, et mis en usage
par J.-B. Faure, carrossier à Grenoble; suivis de l'Analyse des terres végétales de sa ferme; d'une Notice sur son procédé de fabrication des engrais, par M. E. Gueymard; d'un
Rapport d'une commission de la société d'a-
griculture de l'arrondissement de Grenoble
sur les résultats de culture obtenus par M.
Faure, et d'une Note sur la manière de drainer qui a le mieux réussi; in-8° de 16 pages .... 30 c.

MANUEL D'AGRICULTURE, par demandes
et par réponses, à l'usage des écoles primaires et des propriétaires ruraux; par M.
E.-J. DE BRUNO; 3e édition, prix...... 40 c.

DES POULES ou **RÉFORMATION DE LA
BASSE-COUR**, par M. BEAUFORT DE LAMARRE,
contenant: énumération et qualités des espèces; de la nourriture; de la ponte; de la
récolte des œufs; du coq; de la poule pon-
deuse; de la couvaison; de l'éducation des
poussins; du poulailler; de l'engraissement
par les ménagères; des maladies; tableau
synoptique des caractères qui distinguent 39

variétés des poules les plus estimées, par M. Paul Letrône; prix.................. 75 c.

QUARANTE POIRES POUR LES DIX MOIS DE JUILLET A MAI. — Monographie divisée en quatre série de dix poires, dont la maturation s'effectue pendant chacun des mois de juillet à mai ; contenant le nom et la synonymie des poires, leur description et celle de l'arbre ; le mode de culture ; l'indication de l'origine et l'époque de la cueillette du fruit, avec la silhouette de chacun, dessinée d'après nature et de grandeur naturelle, suivie de considérations générales sur la culture du poirier, par M. P. DE M.; 2e édition, imprimée avec luxe et augmentée de la description d'une série de poires à cuire et à compote. — 1 vol. in-8o, prix, rendu franco à domicile. **3 fr. 50**

OUVRAGES D'ÉDUCATION ET AUTRES.

APPLICATION DES PRINCIPES DE MÉCANIQUE aux machines les plus en usage, mues par l'eau, la vapeur, le vent et les animaux, et à diverses constructions ; ouvrage qui fait connaître dans chaque cas la quantité de matière travaillée qui répond à une quantité d'action dépensée par les moteurs ou par l'outil, et qui est destiné à guider les constructeurs dans les calculs relatifs à l'établissement de ces différentes usines; par M. A. TAFFE, capitaine d'artillerie. — Un vol. in-8o, prix.................... **3 fr. 50**

COURS D'HISTOIRE SAINTE d'après LHOMOND, suivi d'un Abrégé de la vie de J.-C. et de l'Histoire de l'Eglise jusqu'à nos jours, à l'usage des lycées, petits séminaires, maisons d'éducation et écoles primaires, par M. CLOPIN, professeur au lycée de Grenoble, ouvrage approuvé par NN. SS. les Evêques de Grenoble, de Gap, de Valence et de Viviers, par Mgr l'archevêque de Chambéry, et par le conseil de l'université. — 11e édit., augmentée d'un 7 tableau synoptique des événements mémorables depuis Jésus-Christ jusqu'à nos jours; in-18 cart................... **60 c.**

L'Université recommande aujourd'hui plus que jamais l'usage, dans les classes inférieures, des ouvrages élémentaires de Lhomond, parce qu'ils sont simples, clairs et précis, qualités essentielles.

LA DIASTOLIE ou Méthode pour conserver les dents sans employer la lime, précédée de quelques conseils sur les soins de la bouche, par Louis MÉDAILLE, dentiste. — Première dentition, deuxième dentition, soins hygiéniques de la bouche, du tartre, de la carie, traitement de la carie, diastolie, extraction, dents artificielles. — In-8o, prix...... **25 c.**

ÉLÉMENTS de l'électro-magnétisme animal, par le comte Hubert de BEAUMONT-BRIVAZAC. — Prix..................... **75 c.**

L'auteur, dans ce résumé, nous fait connaître ce qu'il est nécessaire de savoir de son sujet quand on ne veut pas l'approfondir.

Il nous dit d'abord ce que c'est que l'*Electromagnétisme animal*, généralement appelé *magnétisme*. Puis il nous le montre connu de tous les peuples civilisés et sauvages de toutes les contrées et à toutes les époques du monde ; il nous initie à l'emploi qu'en faisaient les prêtres païens de l'antiquité, soit pour guérir les malades d'une manière extraordinaire, soit pour frapper les peuples d'étonnement par des effets prodigieux. Il nous donne ensuite le recueil de tous les aphorismes sur cette matière, tirés des écrivains les plus doctes et les plus recommandables, et aussi d'autres aperçus encore inédits, puisés dans la nouvelle école ; enfin, il apprend à magnétiser et indique les précautions dont on doit user pour obtenir de cette opération, en faveur de l'humanité, tout l'avantage possible, et éviter tout accident.

GUIDE PRATIQUE DE L'INSTITUTEUR ET DE L'INSTITUTRICE ou *le Livre du Maître*, contenant de DICTÉES expliquées et analysées conformément aux prescriptions de la circulaire ministérielle du 20 août 1857, par E.-A. CHABERT, agrégé de l'Université, inspecteur de l'Académie de Grenoble, en résidence à Gap, auteur de la nouvelle Méthode pour faire les thèmes grecs. — 1 vol. in-12 de 500 pages ; rendu franco par la poste à l'adresse donnée, prix.............................. **3 fr.**

NOUVEAU BARÊME DE L'OUVRIER ou comptes faits de 6 fr. 30 c. à 5 fr. la journée de 10 heures et celle de 12 heures, comprenant depuis une heure jusqu'à 30 jours inclusivement, ouvrage non moins utile aux Maîtres, Contre-Maîtres et Comptables de toutes les usines, manufactures et ateliers, par J. MALIGNIER, meunier, ancien instituteur; prix. **75 c.**

PROMPT-CALCUL d'intérêts à 40 TAUX différents, plus UNE TABLE *de primes fixes* pour 250 TAUX DIFFÉRENTS, par Candide BENOIT, 1 vol. in-18. — Prix................... **2 fr.**

Les **RÈGLES POUR LA LECTURE DU LATIN,** à l'usage des séminaires et des écoles, par M. l'abbé ROUSSELOT, chanoine, professeur de théologie au séminaire; ouvrage approuvé par Mgr l'Evêque de Grenoble; 4e édition, revue et corrigée. — 1 vol. in-18, prix.... **25 c.**

LA SCIENCE du BONHOMME RICHARD et Conseils pour faire fortune, avec une Notice sur Benjamin Franklin et les statuts de la caisse d'épargnes de Grenoble. — In-18, prix. **20 c.**

Tout est réuni dans ce livre pour inspirer de bonne heure aux enfants des idées d'ordre et d'économie, et pour leur apprendre, quand ils auront fait des épargnes, à les conserver.

TRAITÉ COMPLET D'ÉDUCATION physique, intellectuelle et morale, comprenant : 1o une partie générale, consacrée à l'examen théorique des principes et à l'exposé des moyens de l'organisation des établissements d'instruction publique; — 2o Une partie spécialement pratique, comprenant plusieurs essais de cours sur les diverses branches de l'enseignement du premier et du second degré; à l'usage des pères et mères de famille, des directeurs et directrices des crèches et des salles d'asile, des instituteurs et institutrices des divers degrés, et de toutes les personnes chargées d'instituer ou de diriger des établissements d'éducation publique; avec tableaux et huit planches lithographiées; par Joseph REY, ancien conseiller de cour d'appel, avec la coopération de M. J.-A. BARRÉ, ancien professeur des sciences physiques. — 1 fort vol. avec atlas, prix.... .... **8 fr.**

TRAITÉ D'ORTHOGRAPHE ABSOLUE, dite d'usage, par M. CLOPIN, professeur à Grenoble. 4e édit., 1 vol. in-12, cart.............. **75 c.**

Nous ne possédons aucun recueil de règles générales sur l'orthographe absolue qu'on puisse mettre entre les mains de la jeunesse. C'est donc une lacune importante de remplie que la publication de ce Traité, et l'on peut dire de la manière la plus positive, qu'avec l'application de ces règles on apprendra rapidement l'orthographe d'une foule de mots

ÉTUDE

SUR L'INONDATION DE GRENOBLE

DU 2 NOVEMBRE 1859,

Avec les lignes figuratives

DES VARIATIONS DE LA HAUTEUR DE L'ISÈRE ET DE LA TEMPÉRATURE

mesurées chaque jour à midi,

DEPUIS LE 23 SEPTEMBRE 1858 JUSQU'AU 1er DÉCEMBRE 1859 ;

PAR

M.-C. BERTRAND,

MEMBRE DE L'ASSOCIATION POLYTECHNIQUE.

Cherchez et vous trouverez.
Mieux vaut prévenir que réparer.

SOMMAIRE.

Déluge des morts. — Causes de la pluie. — Évaporation des eaux. — Variations annuelles du baromètre, de la température et des hauteurs de l'Isère. — Pluie tombée à Grenoble en octobre 1859. — Hauteurs des grandes eaux. — Remarques curieuses. — Concours des trois causes des inondations. — Oubli rapide des calamités publiques. — Musée des familles. — Hauteur des eaux dans nos rues. — Ilot épargné par l'Isère. — Mesures à prendre. — Tableau des inondations des six derniers siècles. — Opinion de M. Pilot. — Règle *pratique* des inondations. — Syndicat de Pique-Pierre. Aperçu des dépenses à faire. — Étude complète de la question : *aide-toi, le Ciel t'aidera.* — Lignes figuratives des variations des phénomènes. — Garde-malade de M. le docteur Ebrard. — Figure des variations de la hauteur de l'Isère et de la température. — Image des variations du prix de l'hectolitre de blé, et désavantage de ce prix pour Grenoble.

PRIX : 75 CENTIMES.

Grenoble, impr. municipale de Prudhomme.